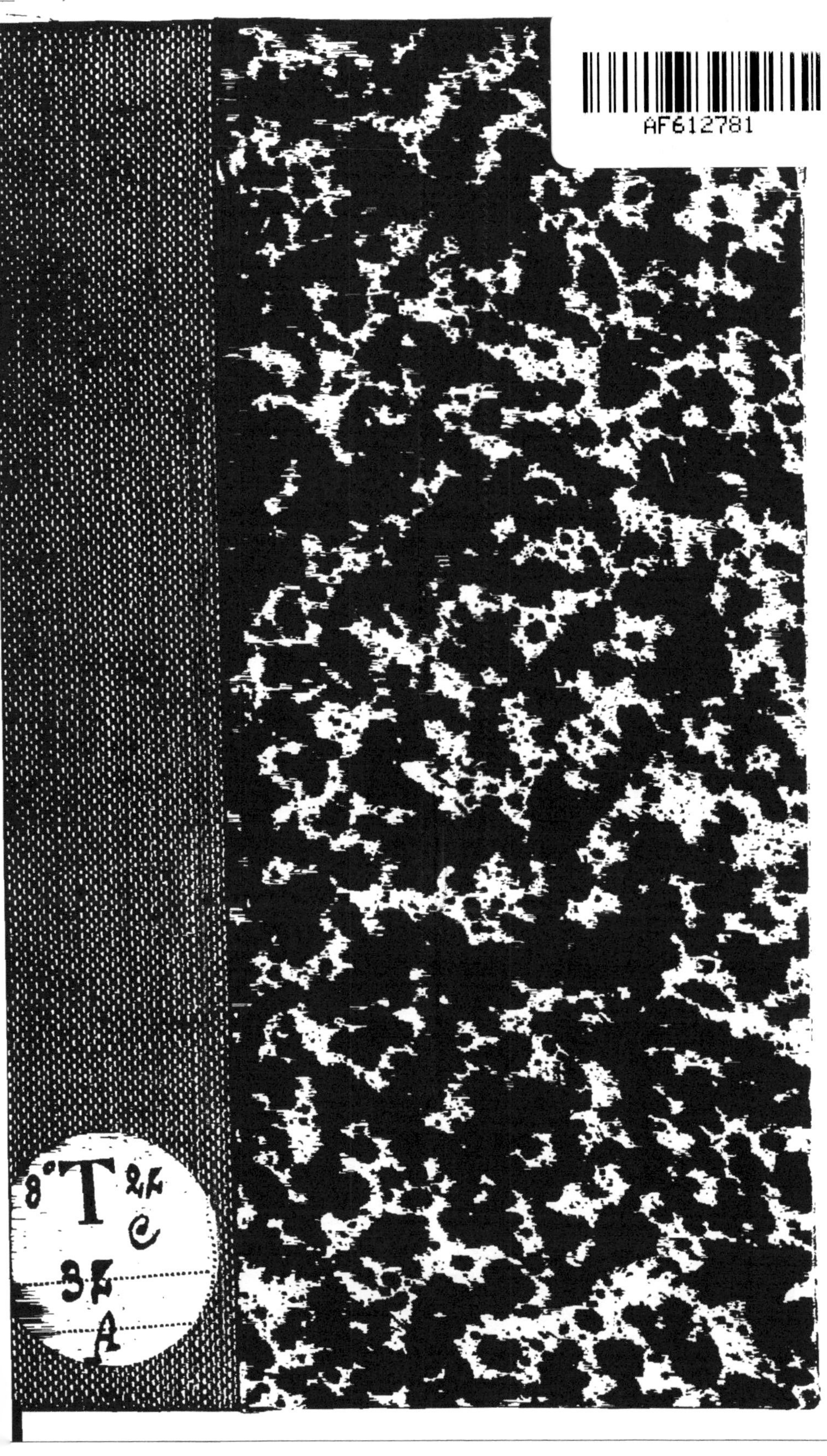
AF612781
8° T 24 e
37
A

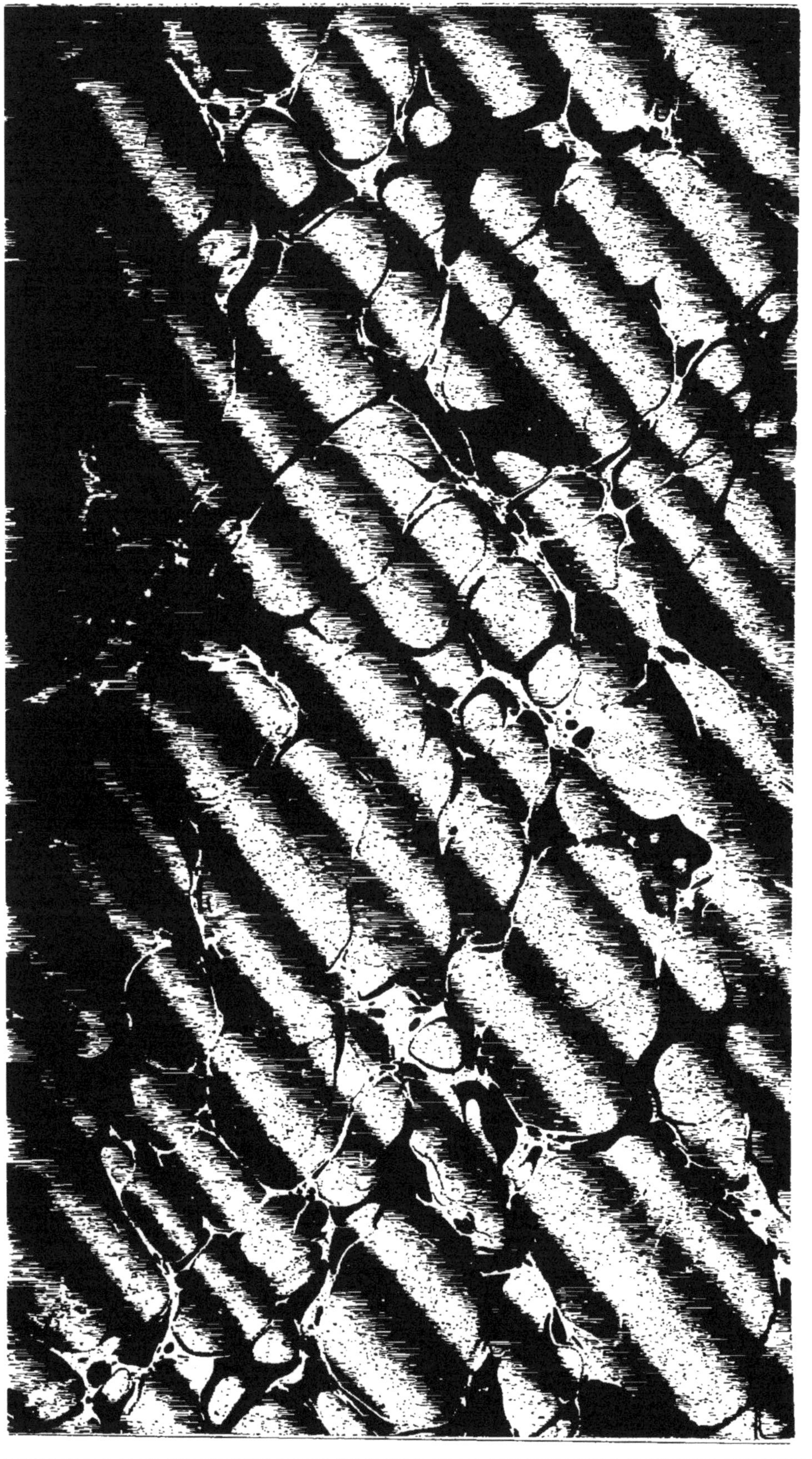

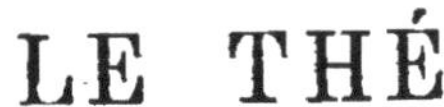

LE THÉ

ET

LE CHOCOLAT

DANS L'ALIMENTATION PUBLIQUE

AUX POINTS DE VUE

Historique — Botanique — Physiologique — Hygiénique — Économique

industriel et commercial

PAR

EUGÈNE ET AUGUSTE PELLETIER

DIRECTEURS-GÉRANTS DE LA COMPAGNIE FRANÇAISE, MEMBRES DE LA SOCIÉTÉ D'ENCOURAGEMENT

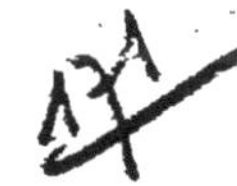

PARIS

CHEZ LES AUTEURS

A LA COMPAGNIE FRANÇAISE DES CHOCOLATS ET DES THÉS

Boulevard de Sébastopol, 26

DANS TOUTES SES SUCCURSALES DE FRANCE

CHEZ TOUS LES LIBRAIRES

Et à la Librairie Dubuisson, 5, rue Coq-Héron

1861

LE THÉ

ET

LE CHOCOLAT

DANS

L'ALIMENTATION PUBLIQUE.

PARIS, IMP. DE DUBUISSON ET Cᵉ, RUE COQ-HÉRON, 5.

LE THÉ

ET

LE CHOCOLAT

DANS L'ALIMENTATION PUBLIQUE

AUX POINTS DE VUE

Historique — Botanique — Physiologique — Hygiénique — Économique industriel et commercial

PAR

EUGÈNE ET AUGUSTE PELLETIER.

DIRECTEURS-GÉRANTS DE LA COMPAGNIE FRANÇAISE, MEMBRES DE LA SOCIÉTÉ D'ENCOURAGEMENT

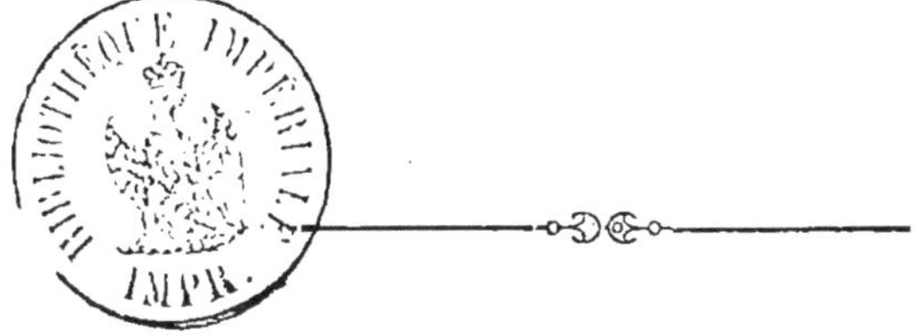

PARIS

CHEZ LES AUTEURS

A LA COMPAGNIE FRANÇAISE DES CHOCOLATS ET DES THÉS

Boulevard de Sébastopol, 26

DANS TOUTES SES SUCCURSALES DE FRANCE

CHEZ TOUS LES LIBRAIRES

Et à la Librairie Dubuisson, 5, rue Coq-Héron

1861

INTRODUCTION

A la fin du dernier siècle, 300,000 livres de cacaos récoltés dans ses colonies suffisaient à la consommation de la France; le thé n'y était guère connu que comme infusion médicinale, ou comme une de ces importations d'habitudes anglaises, alors à la mode, qui devaient laisser peu de traces dans nos usages. Aujourd'hui, la France reçoit annuellement près de 6 millions de kilogrammes de cacao, et 300,000 kilogrammes de thé ne suffisent plus à ses besoins.

Cette énorme progression accomplie en moins de cinquante ans dans la consommation de deux denrées alimen-

1.

taires qu'on peut presque, jusqu'à un certain point, considérer plutôt comme un aliment de luxe que comme objet de première nécessité, est la meilleure preuve qu'on puisse donner des progrès que font, dans la nation, les habitudes du bien-être ; mais elle prouve surtout les progrès rapides de notre commerce et de notre industrie.

L'industrie chocolatière a su à force de soins, de goût et d'efforts persévérants faire nôtre la fabrication d'un aliment dont toutes les matières premières doivent être demandées aux régions tropicales. De l'aveu de tous, les chocolats français sont infiniment supérieurs à ceux que préparent les autres nations, et, lorsque le système de dégrèvement et de liberté douanière, si heureusement inauguré par l'Empereur, aura reçu sa complète application, l'exportation demandera presque autant à notre fabrication que la consommation intérieure : les 45 millions qui représentent annuellement le roulement de l'industrie chocolatière en France seront alors doublés.

La consommation du thé, quoique moins considérable et progressant moins rapidement que celle du chocolat, tend tous les jours à s'accroître. Les développements que le traité de Tien-Tsin va donner à notre commerce avec la Chine nous permettront enfin de contrebalancer l'influence, si funeste pour nous, des négociants anglais, qui, grâce aux vieilles relations de la Compagnie des Indes avec les hanistes, avaient su s'emparer de tout le commerce du Céleste-Empire, et se rendre même à Canton les intermédiaires obligés et fort onéreux entre nous et les Chinois.

La perfection et l'économie des moyens de fabrication, le dégrèvement des matières premières et le développement de notre commerce maritime, permettront donc, à une époque peu éloignée, de mettre à la portée de toutes les fortunes, de toutes les positions sociales, deux aliments si agréables au goût par leur arome, si salutaires à l'organisme par leurs propriétés nutritives et hygiéniques, lorsqu'une cupidité coupable n'a pas cherché, dans d'habiles sophistications et d'impurs mélanges, un lucre aussi déloyal qu'exagéré.

La Compagnie Française a été fondée pour poursuivre ce but, vers lequel son organisation spéciale lui a permis de marcher d'une manière sûre et rapide. En présence de la crise si favorable que le principe de dégrèvement va faire subir à la fabrication et au commerce des denrées auxquelles elle s'est vouée, il lui a paru utile de résumer dans ce volume tout ce qui peut éclairer le consommateur sur la composition et la fabrication d'un bon chocolat; de lui dénoncer et apprendre à reconnaître les différentes sophistications qu'on lui fait ordinairement subir; de lui décrire les caractères et les qualités des différentes espèces de thés et la valeur nutritive et aromatique de chacune d'entre elles; de lui enseigner les meilleurs mélanges qu'il doit en faire, et comment il doit le préparer pour obtenir une boisson alimentaire et non une simple décoction médicinale.

Notre cadre aurait été incomplet s'il n'avait compris la description botanique du cacaoyer et du thé et leur culture. Les différentes préparations que subissent le cacao et le thé, et qui influent si grandement sur leur qualité, seront, nous le croyons, intéressantes et utiles pour la plupart de nos lecteurs; l'histoire de ces deux aliments et leur introduction dans la nourriture des peuples européens nous ont fourni quelques détails de croyances et de mœurs, quelques piquantes anecdotes qui ont, nous l'espérons, fait disparaître de notre livre l'aridité, qui rend fatigante pour les gens du monde la lecture des traités purement industriels.

Les progrès de la chimie organique et les découvertes de la physiologie permettent aujourd'hui de juger des propriétés et de la puissance d'un aliment et de son rôle dans l'organisme, d'après les éléments qui le composent. Les analyses des chimistes et nos propres expériences nous ont permis d'examiner à ce point de vue et d'apprécier les différentes sortes de cacaos et de thés; nous avons résumé le témoignage unanime des hommes spéciaux sur leur heureuse influence dans la santé publique.

Cette étude nous a mis en face de quelques questions d'une haute importance commerciale et économique; nous ne pouvions dans ce livre les traiter d'une manière complète et encore moins les résoudre. Ce que nous avons dit nous a été dicté par notre expérience commerciale; leur solution la meilleure sera accueillie par nous avec d'autant plus d'empressement qu'elle nous fera atteindre d'une manière plus sûre le but que nous poursuivons, et apportera une plus grande amélioration dans le bien-être public.

LE THÉ
ET
LE CHOCOLAT
DANS
L'ALIMENTATION PUBLIQUE.

CHAPITRE Ier

Le cacao, le thé et le café en Europe. — Légende du cacahault. — Le chocolat en Espagne. — Le chocolat en France. — L'évêque de Chiappa et le cardinal Brancaccio. — L'édit de 1692. — La croix de trahoir. — Le chocolat pour tout le monde.

Au XVIIe siècle, trois éléments nouveaux, le *chocolat*, le *thé* et le *café*, étaient introduits dans l'alimentation des peuples européens et y « formaient, dit M. Payen, cette classe à part d'aliments aromatiques, qui entrent pour une proportion toujours plus considérable dans la ration nutritive des populations. »

Chacune de ces trois substances avait sa légende et son

histoire. Elles venaient de ces pays lointains, aimés du soleil, qui fournissaient déjà au Vieux-Monde son or, ses diamants et ses parfums, et elles devaient plus faire pour le bien-être et la civilisation des peuples que la politique de Richelieu et les gloires de Louis XIV, qui seules alors remplissaient l'histoire.

En livrant aux flammes, pour détruire les livres sacrés de l'idolâtrie indienne, les archives mexicaines et celles des anciens Tolstèques, la torche sainte de Zumarragua fit disparaître les témoignages d'une civilisation qui remontait, disent quelques historiens, à l'ancienne Egypte. Avec elles fut perdue pour toujours le *Thejamaxthi*, livre divin où les maîtres des maîtres, qui siégeaient dans le palais académique de Tusco, avaient écrit en caractères hiéroglyphiques toute chose connue. Si, aujourd'hui, en dégustant les délicieux aromes du cacao et de la vanille, on veut, plein de reconnaissance, remonter jusqu'à l'origine et graver le nom de celui qui, le premier, inventa ce divin mélange parmi ceux des génies bienfaisants qui ont bien mérité de l'humanité et des gourmets, il faut laborieusement chercher, à travers les compendieux volumes que nous ont légués Torquemada, Oviedo, Sahagua et les autres annalistes des *conquistadores* espagnols, les traces presque effacées des anciennes traditions astèques, tolstèques ou olomi, et laisser, en les rapportant, planer sur la vérité l'incertitude la plus regrettable.

La tradition mexicaine raconte que Quatzalcault, le jardinier-prophète, ayant été transporté dans l'Éden perdu où vécurent les premiers fils du Soleil, en rapporta les semences du quatcahault, qu'il cultiva dans ses jardins de

Taltzitepec, se nourrit de ses fruits et s'enivra de la liqueur de sa pulpe. Sa pensée, activée sans doute par ses divins aromes, embrassa bientôt toutes les connaissances humaines ; il s'entoura de disciples, leur apprit l'agriculture, l'astronomie, la médecine, et devint le chef des peuples de l'Anahuac.

Quatzalcault vivait heureux dans ses palais de Tula, bâtis en pierres précieuses, entouré des beautés les plus parfaites qui jamais eussent senti un sang jeune et ardent rougir leur peau, vénéré de ses disciples, adoré de ses sujets ; mais la nature n'avait plus de secrets pour lui : il aspira à l'immortalité. Il crut la trouver dans la coupe d'un magicien trompeur et envieux, et il n'y but que la folie. Dans sa démence, il changea en plantes inutiles et rabougries ces arbres merveilleux, ces maïs dont une seule tête suffisait pour charger un homme, qui trouvait sa nourriture d'un jour dans un seul de leurs grains dorés ; ces cotonniers, qui se couvraient naturellement d'une toison éclatante, couleur de pourpre, et fit du divin cacaoyer un humble et stérile buisson. Abandonnant alors ses jardins bien-aimés, il traversa le Yucatan et disparut à Yuca, enlevé par le Grand-Esprit, pour devenir le Génie de la pluie et de la rosée, et par conséquent de la fécondité terrestre. Mais sans posséder sa puissance et son divin génie, ses disciples avaient hérité d'une partie de son savoir ; ils le transmirent par l'initiation, et le sorcier vénéré qui possède encore le secret de la grande médecine parmi les tribus anciennes, porte gravé sur sa poitrine le tatouage merveilleux dont Quatzalcault marqua le premier initié.

Pleins de reconnaissance pour le Génie qui leur avait enseigné l'agriculture, appris l'astronomie et fait connaître le cacao, les peuples d'Amérique l'adorèrent de l'Amazone au Niagara sous le nom de Vatan ou de couleuvre vêtue de plumes divines, et l'arbre nourricier eut lui-même son culte. — Quelques critiques moroses n'ont voulu voir qu'un mythe dans ce roi-prophète : mieux éclairés par la foi, les théologiens espagnols ont cru y reconnaître saint Thomas, qui serait venu, porté sur les flots, annoncer l'Évangile au Nouveau-Monde. Nous n'avons pas autorité pour décider entre ces deux opinions, mais en savourant les aromes ambrosiaques de l'amande mexicaine, nous sommes prêts à lui reconnaître une origine divine.

Des jardins de Thula la culture du cacaoyer fut transportée dans tout le Guetmala, et lorsque les Aztèques, quittant les rives du Gila, conquirent ces magnifiques contrées où florissait une civilisation séculaire, ils apprirent de ces peuples à préférer au produit incertain de la chasse et aux racines amères, le savoureux mélange de cacao, de fécule de manioc et de suc de l'agave.

Cortez, le conquérant du Mexique, détourna d'abord les lèvres de ses aventuriers de cette liqueur mousseuse, si différente de la nourriture européenne, et dont leur barbe s'accommodait encore moins que leur palais ; mais bientôt, appréciant ses bienfaisants effets, il put la vanter à Charles-Quint comme le plus agréable et le plus salutaire des aliments que l'Espagne dût rapporter de ses conquêtes du Nouveau-Monde.

Cependant, nous devons le dire, le chocolat était bien

loin, à cette époque d'être le déjeuner au goût exquis et plein de suaves aromes que recherchent aujourd'hui les estomacs délicats. Grillé dans des vases en terre et écrasé entre deux pierres, le cacao était mélangé avec l'eau froide, et après l'avoir battu à l'aide du moulinet, on relevait sa saveur par une forte dose de chillé.

Le peuple y ajoutait la fécule de manioc ; les grands le sucraient avec le suc de l'agave ou le miel si parfumé que fournissent les innombrables essaims des forêts du Nouveau-Monde.

On donnait à cette préparation le nom de *tchotcolalt*, prononcé gutturalement, dont l'étymologie — que nous nous gardons bien de garantir — serait, dit-on, tirée de deux mots aztèques, *chocault*, bruit, et *alte*, eau, parce que l'on battait le mélange avec un moulinet pour le faire mousser.

Les guerriers avaient seuls le droit de se nourrir de certaines espèces, comme plus propres à ranimer la vigueur et à réparer les forces épuisées. Le peuple se contentait du *patlaxe*, cacao d'une couleur obscure, tirant sur le rouge, presque arrondi, et d'une saveur âcre et amère, qui n'avait aucun des aromes de l'excellent *soconuscho*, dont l'amande précieuse servant de monnaie courante dans la plupart des cités de l'Anahuac, n'était consommée que par les grands.

L'empereur seul mêlait les parfums de la vanille aux aromes du cacao. On lui présentait la liqueur toujours fraîche et mousseuse dans des vases d'or.

Montezuma, dit Bernard Diaz, approchait ses lèvres de la coupe fortifiante toutes les fois qu'il franchissait le seuil de son harem. Certains sultans d'Orient ont fait revivre le même usage en ajoutant les parfums et les vertus de l'ambre à ceux du cacao. Le vase d'or dans lequel avait bu l'empereur devait être brisé en souvenir de la coupe du roi de Thulé, ou noyé dans le lac qui recèle, dit-on, encore des trésors plus grands que ceux que le Mexique et le Pérou livrèrent à l'ancien monde.

L'usage du chocolat se répandit rapidement dans les possessions espagnoles, mais ces mélanges trop primitifs flattaient peu le goût délicat des femmes européennes ; les religieuses de Guaxaca combattirent l'amertume du cacao avec le sucre ; celles de Chiappa y mêlèrent le parfum de la vanille et la fleur d'orjevala, y glissèrent parfois l'ambre et le musc, et, dès lors, l'usage du chocolat prit un extension encore plus grande. Des femmes parcoururent tous les matins les rues de Mexico, offrant du chocolat teint en rouge par la graine de roucouyer, et sur les bords du lac, de nombreuses chocolatarias recevaient tous les soirs la population aisée qui, en dégustant l'arome du cacao marié au parfum préféré, écoutait les refrains des chanteurs glissant dans leurs barques.

Du Mexique, l'usage du chocolat passa dans toute l'Amérique soumise à la domination castillane, et fut ensuite porté en Espagne, où il devint bientôt une des bases de l'alimentation publique. Mendiants et grands d'Espagne s'abordent, assure-t-on, tous les matins, en se demandant si leurs seigneuries n'ont pas encore pris leur chocolat. La verve gasconne a sans doute ajouté ce trait à la vaniteuse fierté dont se pare la pauvreté castillane, mais l'on peut dire avec raison que le cacao seul a permis à l'Espagne de traverser les trois siècles d'apathique paresse dans laquelle l'a jetée le règne des couvents et des auto-da-fé. Avec une tasse de chocolat, une gousse d'ail et une douzaine de cigarettes, l'hidalgo est roi du monde.

Le cacao servait de monnaie aux Mexicains, et cet usage qu'on trouve encore, d'après M. de Humboldt, chez certains peuples de l'Amérique centrale, fut d'abord maintenu par les Espagnols. Un traité fut écrit pour le faire servir au même usage en Espagne. Les sujets de Montezuma en acquittaient leurs impôts. Fernand Cortez en trouva dans un seul magasin quarante mille fanegas, contenues dans de grandes mannes tressées en osier, revêtues d'un enduit imperméable et affectant la forme de grands vases que six hommes ne pouvaient porter. Elles étaient rangées par ordre comme des cuves dans un cellier. Les Espagnols pillèrent les magasins et maintinrent l'impôt, qui alimenta l'Espagne jusqu'à ce que le despotisme et le fanatisme des conquérants eussent tué l'agriculture.

Les Espagnols n'avaient vu dans le cacao qu'une source de jouissances nouvelles et non un élément de prospérité commerciale; des lois sévères en prohibèrent d'abord l'exportation. Pas un seul grain ne fut livré aux autres peuples, et lorsque, pour la première fois, les Hollandais s'emparèrent de leurs vaisseaux chargés des premières amandes, ils jetèrent à la mer ces graines inutiles, leur appliquant dans leur ignorance la dénomination la plus dédaigneuse. Mieux éclairés, ils apprirent à leur tour à apprécier le chocolat, et en apportèrent l'usage dans les Pays-Bas, d'où il se répandit en Angleterre et en Allemagne. Ils organisèrent bientôt avec les Anglais une vaste contrebande qui ne tarda pas à ruiner le commerce castillan. Ils formèrent à Amsterdam un entrepôt de cacaos caraques, et de 1706 à 1722, il n'arriva pas en Espagne annuellement dix fanegas de caracques. En 1728, Philippe V vendit le monopole exclusif de ce commerce à une compagnie de négociants biscayens, l'autorisant à apporter à Vera-Cruz tous les cacaos qu'elle ne pourrait importer en Espagne.

Un Florentin, Antonio Carlotti, introduisit le chocolat en Italie. Des religieux le firent connaître en France vers le milieu du XVIe siècle, mais son usage s'y répandit peu jusqu'au mariage de Louis XIII avec Anne d'Autriche. L'infante d'Espagne avait contracté à Madrid le goût du chocolat; elle le conserva à Paris, et les dames de la cour s'empressèrent d'adopter le déjeuner de la reine avec d'autant plus d'empressement que leur friande gourmandise, leur délicatesse et leur appétissant embonpoint s'en trouvèrent également bien. Le cardinal de Richelieu lui dut la prolongation d'une vie usée par le travail et la fièvre de l'ambition; c'était l'aliment qui convenait le mieux au tempérament sec et irritable du puissant ministre; son goût fut un exemple obligatoire pour tous les courtisans.

L'appétit bourbonien de Louis XIV était peu satisfait des aromes du chocolat; il laissait son usage à la reine, la douce Marie-Thérèse qui, un peu perdue et trop délaissée au milieu de cette cour peuplée de royales concubines, conservait religieusement les habitudes de son enfance. Cependant, son usage fit assez de progrès pour qu'on vît là une ressource nouvelle pour le fisc, et l'édit de janvier

1692 donna le monopole de sa vente, sa ferme, comme on disait alors, à un seul traitant. Les cacaos durent acquitter un droit d'entrée de 75 c. par livre et être déposés dans les magasins de la ferme, lorsqu'ils arrivaient dans les ports du royaume désignés pour les recevoir. Si l'expéditeur èt le monopole ne pouvaient s'entendre sur leur prix, ils devaient être exportés hors le royaume, après avoir acquítté, en sus des frais de magasinage, un droit de 3 p. 100. Le prix de la livre de chocolat était fixé à six francs, et nul ne pouvait en fabriquer ou en vendre qu'après certains droits préalablement acquittés au profit des fermiers. Puis, par lettres du 9 janvier 1705, cent cinquante limonadiers créés avec privilége héréditaire, purent seuls, dans Paris, préparer et vendre du thé et du chocolat moyennant l'acquit du prix de leur privilége, et défense fut faite expressément aux couvents et communautés religieuses de se livrer à ce commerce; ce qui ne les empêcha pas d'y trouver comme aujourd'hui, d'une manière clandestine, une source de revenus.

Cependant une grave question s'agitait alors dans le monde théologique. Le chocolat rompait-il le jeûne? La Sorbonne le regardait comme un aliment solide, en Espagne, les dominicains fulminaient contre, et Rome était partagée. Deux puissances, madame de Maintenon et la princesse des Ursins, prenaient un haut intérêt à la discussion. Toujours habiles à trouver des accommodements avec le ciel, les jésuites pensaient que, pris à l'eau, le chocolat ne saurait rompre le jeûne. Le père Brancaccio gagna le chapeau de cardinal en développant cette thèse dans un savant traité, et les estomacs scrupuleux mais délicats purent dès lors supporter, grâce au chocolat à l'eau, les plus longues abstinences.

C'était la belle époque de la dispute des molinistes et des jansénistes, et le règne des causes intentionnelles. Aussi, madame de Sévigné se hâte-t-elle d'écrire avec sa finesse ordinaire : « Je pris du chocolat avant-hier pour » digérer mon dîner, afin de bien souper, et j'en ai pris » hier pour me nourrir et pour jeûner jusqu'au soir, voilà » de quoi je le trouve plaisant, c'est qu'il agit selon l'in- » tention. »

Ce n'était pas, du reste, la première fois que le chocolat avait occupé les docteurs de l'Église. Un moine espagnol, attribuant à une intervention du malin esprit ou aux sorcelleries des femmes indiennes certaines propriétés fortifiantes que les chocolats fortement aromatisés possèdent au suprême degré, avait fulminé contre son usage, déclarant que c'était un mets impur et diabolique, dont tout bon chrétien devait s'abstenir.

Mais que peut toute l'éloquence monacale contre ce mignon péché de la gourmandise, surtout quand il flatte la délicate sensualité d'un palais féminin? Les dames de Chiappa, si profondément dévotes, avaient tellement pris l'habitude des chocolats parfumés qu'elles ne pouvaient s'en passer, même à l'église, où une sémillante camériste les leur apportait dans une tasse d'argent richement ouvrée. L'évêque vit un abus dans cet usage et défendit de prendre du chocolat pendant les offices divins. Sa cathédrale devint déserte ; les dames furent faire leurs dévotions dans des couvents plus indulgents, et pour retrouver un auditoire à ses éloquentes homélies, Monseigneur dut tolérer cet innocent usage qui, depuis, s'est perpétué au Mexique.

Le régent fit entrer le chocolat dans l'étiquette royale. Son Altesse lui demandait tous les matins des forces trop souvent usées par les fatigues de la nuit. « Le régent, dit » le maréchal de Belleville dans son *Testament politique*, » n'avait pas de petit lever... Après son lever, l'huissier » de la chambre ouvrait l'escalier à la dérobée et S. A. R. » venait alors prendre son chocolat dans une grande pièce » où l'on venait lui faire sa cour. C'est ce qu'on appelait » être admis au chocolat de Son Altesse Royale. »

Sans s'étendre autant que celui du café, l'usage du chocolat se développa sous Louis XV. C'était l'époque des bonbons fortement musqués; Cagliostro et ses philtres avaient laissé des traces profondes dans la mode et dans les usages. On croquait beaucoup de pastilles où le cacao servait de véhicule à des éléments plus énergiques. Ce fut alors qu'en opposition aux chocolats préparés pour être puisés dans des bonbonnières ou servis dans des porcelaines Céladon, sur la table d'un boudoir, on désigna les vrais et bons chocolats ordinaires sous le nom de chocolats de santé, dénomination qui a survécu sans avoir aujourd'hui un sens aussi vrai qu'à cette époque.

Marie-Antoinette avait trop toutes les délicatesses pour ne pas aimer le chocolat. La charge de chocolatier de la reine, ajoutée au privilége créé par l'édit de 1705, fut un titre envié et lucratif. Un chevalier de Saint-Louis avait en elle, à la Croix-de-Trahoir, un fief plus lucratif que mainte baronie fièrement armoriée et gironée.

La France tirait alors tout son cacao de ses possessions;

les plantations de la Martinique étaient encore en pleine prospérité et la Trinité lui appartenait. 300,000 livres suffisaient d'ailleurs à la consommation annuelle, qui ne se serait jamais développée si 89 n'eût fait litière de tous les priviléges et de toutes les entraves féodales. Dès qu'avec l'empire, eurent cessé les guerres maritimes et le blocus continental, la fabrication du chocolat prit une extension rapide. En 1814, le rouleau est encore seul connu des chocolatiers, mais la vapeur et la machine vont venir en aide au bras de l'ouvrier; en 1819, M. Pelletier père établit une fabrique au coin des rues Neuve-des-Petits-Champs et Richelieu, avec la première machine à cylindres roulants, mus par la vapeur, où elle fonctionnait naguère encore, à l'enseigne de l'*Américain;* puis perfectionnant ces premiers essais, il arrivait à l'ensemble d'appareils jugés dignes de récompenses nationales, qui fonctionnent aujourd'hui dans l'usine de la Compagnie Française. Les secondes machines furent encore établies par notre maison dans la chocolaterie de Duthu, qui, après avoir passé aux mains de l'Hoëst, devint la propriété de nos prédécesseurs, où fut fondée la Compagnie Française dans le but de répandre l'usage du bon chocolat et d'améliorer sa fabrication.

La Compagnie Française et ses fondateurs peuvent donc revendiquer une juste part du développement énorme qu'a pris la fabrication du chocolat. La diminution du prix des denrées coloniales, la suppression des frais de main-d'œuvre par l'intervention de la machine, permettaient en même temps de réduire de près de moitié le prix de toutes les qualités de chocolats et d'en faire ainsi un des aliments le meilleur marché, comme il était un des plus salutaires et des plus agréables. Le bon goût parisien faisait sienne une industrie dont les régions lointaines pouvaient seules lui fournir les éléments les plus essentiels. Il inventait la protection donnée à la tablette par la feuille d'étain, l'élégance des enveloppes, garantissait par la marque de fabrique et la signature la qualité de la marchandise, divisait chaque livre de pâte en un nombre déterminé de tasses et par la perfection de ces procédés, donnait au chocolat une homogénéité, une finesse de goût que ne peuvent jamais égaler les chocolats étrangers, quelle que soit leur provenance.

Grâce à ses efforts, l'industrie chocolatière consomme en moyenne, depuis quelques années, plus de 5,000,000 de kilogrammes de cacao, qui fournissent à une fabrication qu'on ne doit pas estimer à moins de 20,000,000 de livres, et cette énorme production sera vite doublée lorsque le système de dégrèvement et de liberté, que la généreuse initiative de l'empereur a si habilement inauguré, aura atteint sa réalisation complète.

CHAPITRE II.

Le thé en Chine et au Japon. — Le thé en Europe. — Comme quoi les médecins peuvent parfois être aussi ingénieux que les théologiens. — Le thé et le café. — Statistique.

Quelques auteurs ont gravement discuté pour prouver que la Chine était connue des Romains, et dans ses ***Éclaircissements sur quelques plantes imparfaitement connues des Arabes et des botanistes modernes***, publiés en 1612, Joncquet prouve victorieusement que le thé fut servi dans des vases étrangers sur la table des Romains, et il n'est pas éloigné de croire que les Grecs en apprirent l'usage au siége de Troie. Quoi qu'il en soit de ces opinions que nous livrons à l'examen érudit des chercheurs d'origines, il est certain que le thé fut connu dès la plus haute antiquité en Chine, puis au Japon, et que de ces contrées, son usage se répandit en Perse et dans les Indes. En Europe, les Russes le connurent les premiers par les Tartares. Ce ne fut que lorsque, par la découverte du cap de Bonne-Espérance, les Portugais eurent ouvert à l'Europe occidentale le chemin des Indes que lui avait fermé l'islamisme, que le thé nous parvint.

La Chine était alors le pays lointain des merveilles. Mieux connue, elle est restée le pays de la *curiosité ;*

mais à cette époque, on ne la voyait qu'à travers une espèce de prisme magique, aux couleurs duquel ajoutait le récit de chaque voyageur. Dans le XIIIe siècle, un de ces esprits aventureux que le besoin incessant de découvertes pousse vers les mondes inconnus, Marco-Paolo, parti de Venise, traversa l'Asie, devint un puissant prince de la nation Tartare et pénétra en Chine, où il vécut vingt ans et dont il apprit la langue. De retour dans sa patrie, il consacra sa vieillesse à écrire le récit de ses voyages, et publia ses *Merveilles du monde*. Il fut considéré comme un fou et son livre regardé comme l'œuvre d'un visionnaire. Ce n'était cependant que le tableau un peu exagéré par son imagination de l'histoire des peuples de l'extrême Orient et des mœurs chinoises. Le thé y est parfaitement décrit et vanté avec enthousiasme.

Les missionnaires jésuites apportèrent en France les premiers échantillons de thé, le père Ricci, chef de leurs missions, en fit connaître les propriétés dans ses lettres sur la Chine, publiées vers 1600. Une spéculation singulière allait le répandre en Europe.

En 1605, la Compagnie des Indes hollandaises, sachant que les Chinois et les Japonais faisaient leur boisson ordinaire de l'infusion d'une plante aromatique, pensa que ces peuples accepteraient avec le plus grand empressement une plante européenne dont tous les médecins de l'époque vantaient les merveilleuses propriétés, et qui passait pour une panacée universelle. Elle expédia à Macao et à Yedo de nombreuses balles de sauge et de bourrache qu'on lui échangea contre trois fois leur poids d'excellent thé. Ils obtinrent ainsi contre une marchandise qui ne leur coûtait que des frais de transport une denrée commerciale qu'ils vendirent de 30 à 100 fr. la livre. Malheureusement pour les honnêtes bénéfices de la Compagnie hollandaise, les Japonais et les Chinois n'apprécièrent pas longtemps les aromes de la sauge, mais cet habile coup de commerce avait fait connaître le thé en Europe, et il s'y était généralement assez répandu.

« En France, dit le père Rodes qui écrivait en » 1653, on commence à connaître le thé, par le moyen de » messieurs les Hollandais, qui l'apportent de Chine, et » vendent à Paris 30 fr. la livre ce qu'ils ont acheté dans » ces pays-là huit ou dix sous. Et encore, vois-je ordinai- » rement qu'il est vieux ou gâté.

» J'ai eu l'honneur de voir un grand nombre de per- » sonnes d'illustre condition et d'excellent mérite, qui » s'en servent avec profit et qui ont eu la bonté de vou- » loir que je leur dise ce que mon expérience de trente- » neuf ans m'avait appris de cette plante. »

En 1634, le capitaine Wessel, de la Compagnie des Indes, formée en Angleterre depuis 1599, pénétra en Chine et parvint à établir avec Canton des relations commerciales que le génie anglais et les ressources de la Compagnie devaient rendre si fructueuses pour l'Angleterre et si désastreuses pour la politique de l'empire du Milieu. Dès lors, ils excitèrent chez les Chinois la passion de l'opium, qui croît en abondance dans leurs possessions des Indes et les forcèrent de prendre le poison le plus abrutissant que l'Orient ait su trouver dans les plantes, en échange de la feuille la plus aromatique et la plus bienfaisante que le soleil ait verdie de ses caresses. En 1661, le thé valait en Angleterre 56 shillings la livre. Un bill de 1660, abrogé en 1689, frappait d'un droit de 6 pences chaque gallon de thé débité dans une taverne ; aussi, en un demi-siècle, l'Angleterre n'en consomma que 180,000 livres. A cette époque, la manière d'apprêter le thé était peu connue ; on rapporte que lord Macawlay en ayant reçu en cadeau, son cuisinier le fit bouillir, jeta l'infusion et servit les feuilles à la manière des épinards, ce qui émerveilla grandement les convives sur l'étrangeté des goûts chinois.

Cependant, dès cette époque, le thé avait le privilége d'occuper le monde savant ; de 1600 à 1700, il ne parut pas moins de vingt traités spéciaux écrits dans toutes les langues sur cette matière. — Les, uns comme Morisset dans son *Apologie du thé* (1648), voyaient dans cette plante la panacée universelle si longtemps cherchée, et la nommaient *pechlin, la boisson aimée des dieux* (*Theophilus bibaculum* (1684) et basaient sur elle, avec l'Allemand Cosmutz, l'économie de la nature (1687). D'autres, au contraire, comparaient ses effets à l'abus du tabac alors anathématisé, et dès 1635, Paul Simon fulminait en Hollande un volume contre ces deux plantes. Fagon, le revêche et entêté médecin de Louis XIV qui tenait à l'opinion des anciens encore plus fortement que Thomas Diafoirus, proscrivait le thé et déclarait que son usage noircissait et faisait tomber les dents, en citant à l'appui la bouche de la plupart des Hollandais. Et comme il reste toujours quelque chose d'une opinion quand elle vient de haut, on a répété depuis que l'usage du thé attaquait l'émail des dents ; MM. Trousseau, Cloquet et Peligot ont combattu ce ridicule préjugé.

Ce fut vers cette époque que le chocolat, le thé et le café, s'étant introduits dans les habitudes, les premiers *Cafés* furent ouverts, et, lorsque le Levantin eut orné de glaces et donné l'apparence d'un salon à un café disparu naguère avec la rue de la Harpe et la petite place des Deux-Ponts, le roi vit là matière à la création de nouveaux priviléges ; ce fut alors que parut l'édit de 1705, que nous avons relaté plus haut : « Voulons, disent ces lettres » royales, que ceux qui auront acquis lesdits priviléges » ou ceux qui seront en leurs droits, puissent seuls, à » l'exclusion de toutes sortes de personnes et communau- » tés, vendre et distribuer par détail dans leurs boutiques, » foires et marchés, ou porter dans les maisons de ceux » qui demanderont du thé, café, chocolat, limonade, sor- » bets et autres liqueurs composées avec l'eau naturelle, » sucre, fleurs et fruits glacés, rafraîchis et autrement ; » pourront aussi, lesdits privilégiés, vendre en gros et en » détail du chocolat en pain, tourteau et en dragées, du » thé en feuilles, du café en grains, cacao, vanille, faire » et composer le chocolat. »

En 1636 commença, par les représentants de la Hollande, cette série d'ambassades envoyées à grands frais par les puissances européennes, et qui, toujours accueillies par la même politique cauteleuse, devaient enfin aboutir à l'expédition dernière. Les relations de chacune d'elles parlaient du thé, et les quantités qu'elles en rapportaient répandirent de plus en plus en Europe le goût de cette boisson, qui devait bientôt devenir un objet de première nécessité. La Russie trafiquait depuis longtemps avec la Chine par ses provinces occidentales, lorsque

Pierre le Grand envoya deux ambassades à Pékin, pour régulariser les relations des deux pays. Celle de 1720 obtint le séjour d'un ambassadeur moscovite dans la capitale du Céleste-Empire et des priviléges que les Russes ont toujours su conserver, en ne choquant aucun préjugé et en se soumettant au cérémonial chinois.

En 1700, la consommation du thé fut, en Angleterre, de 91,000 livres ; en 1750, de 2,041,000 livres ; en 1800, de 25,000,000 de livres ; 70,000,000 de livres suffisent à peine aujourd'hui à sa consommation. Smith avait calculé qu'il faudrait, pour remplacer le thé par le lait, environ 500,000 vaches, qui exigeraient pour leur entretien plus d'un million d'hectares de terrain.

Les États-Unis, qui ont su trouver dans leur liberté absolue la puissance de lutter avec l'organisation commerciale anglaise, se sont ouvert de grands débouchés en Chine et leur consommation égale aujourd'hui celle de l'Angleterre.

En Russie, le thé est presque une boisson nationale ; elle le tire de Kiaktu et l'exporte en Suède, en Allemagne, peu en France, quoi que prétendent ceux qui se disent directement fournis par les caravanes.

C'est du reste un préjugé que d'attribuer des qualités supérieures aux thés venus par terre, à travers un trajet de près de deux années. Ceux qui, comme la Compagnie Française, les tirent directement par leurs navires de Canton ou de Shanghaï, s'approvisionnent de thés de première sorte, font bénéficier le consommateur de la différence du prix de transport et des droits d'entrée, et aident au développement de la marine nationale et de nos relations avec la Chine, achetées au prix du sang de nos soldats.

L'importation française pour les thés a été, en 1860, de 350,000 kilogrammes.

CHAPITRE III.

Description et culture du cacaoyer. — Récolte et préparation du cacao

Les relations des voyageurs et des naturalistes espagnols contenaient beaucoup de descriptions du cacaoyer. Aucune d'elles n'était ni assez exacte, ni assez complète pour le classer d'une manière scientifique. Linnée détermina ses caractères botaniques, le rangea dans la XVIIe classe polyadelphie décandrie, et lui donna le nom de *theobroma* (nourriture divine, — θεος Dieu et βρωμα aliment), que le monde savant lui a conservé. De Jussieu le plaça dans la famille des Malvacées, et de Candolle dans celle des Bytnériacées.

Le cacaoyer est répandu d'une manière inégale dans toutes les régions tropicales de l'Amérique. On en a reconnu un grand nombre de variétés, dont les plus remarquables sont le cacaoyer Trinidad et le cacaoyer bicolor, découvert et décrit par Humboldt et de Bompland, qu'on cultive aujourd'hui dans la Colombie. La plupart de ces variétés sont nées de la diversité du sol, du climat, de la culture ; leur différence ne consiste guère que dans leur hauteur, et surtout dans la forme, la couleur et la qualité des amandes qu'elles donnent.

La hauteur des cacaoyers varie depuis un à deux jusqu'à dix ou douze mètres. Dans les cacaoyères cultivées, on tâche de leur donner une hauteur moyenne, qui rende la cueillette des fruits et l'émondage des branches plus faciles. Son port est celui de nos cerisiers; la couleur et la forme de ses feuilles, celle de ses fruits, verts ou jaunes, le font ressembler aux citronniers qui parent les jardins de la Provence et de Nice. Son bois, poreux et léger, est impropre à l'industrie et sert peu au chauffage; il est revêtu d'une écorce couleur canelle, moins foncée sur les branches que sur le tronc.

Des feuilles, des fleurs et des fruits le parent en toute saison. Les feuilles, alternes, glabres, lisses, lancéolées et nerveuses, sont attachées aux branches par de larges pétioles. Elles sont longues de vingt-cinq à trente centimètres et larges de dix; leur couleur, d'un vert foncé lorsqu'elles atteignent toute leur dimension, contraste alors avec le rose des jeunes pousses.

Une innombrable quantité de fleurs s'épanouissent en faisceau sur le tronc et sur les branches. Elles sont petites, sans odeur et complètes; elles comptent cinq folioles lancéolées, ouvertes en dehors et caduques; la corolle a cinq pétales en cuillerons et dentelés; cinq étamines à cinq sommets forment au centre un nectarium. Les fleurs portées par les branches sont incolores et tombent toutes; celles du tronc et des principaux rameaux sont d'un rouge pâle; sur des milliers, quelques-unes nouent à peine, le reste jonche le sol.

Un fruit vert et de forme arrondie d'abord leur succède; en vieillissant, il s'allonge, se recourbe au sommet, prend une couleur roussâtre qui arrive au jaune teinté de rouge quand il est mûr, il peut alors être comparé au concombre. La surface raboteuse, relevée par une dizaine de côtes peu saillantes, acquiert une certaine solidité. La capsule de ces fruits, vulgairement appelée cabosse, est divisée, intérieurement, en cinq loges membraneuses, non persistantes, remplies de vingt-cinq à quarante graines ovoïdes enveloppées dans une pulpe rosée, mucilagineuse, fondante, d'une acidité fort agréable lorsque le fruit est mûr.

La pulpe, sucrée et aromatisée par la fleur de l'oranger ou de l'orjevala, devient un délicieux rafraîchissement, fort goûté des dames créoles; fermentée, elle donne une liqueur vineuse que les nègres recherchent avec avidité.

La graine ou amande est le cacao du commerce. Le cacaoyer croît naturellement dans toutes les forêts vierges de l'Amérique tropicale; mais à l'état sauvage, ses fruits sont rares et ses grains menus. Il fut d'abord cultivé au Mexique; de là, sa culture se répandit dans les autres contrées, dans les possessions espagnoles, aux Antilles, et jusque dans les Philippines, à l'Ile-de-France et à Bourbon. Il se plaît dans les climats chauds et humides, dans un sol vierge et riche en engrais végétaux. On doit choisir pour les plantations un terrain qui ne soit pas élevé de plus de sept cents mètres au-dessus du niveau de la mer, un peu en pente et à l'abri des vents du nord et du nord-est, qui soufflant accompagnés ordinairement d'une pluie froide, refroidissent trop le sol. Les pluies tièdes d'été, qui tombent de mai à octobre, sans être accompagnées de vents violents, sont très favorables et même nécessaires à la croissance du cacaoyer et au développement de ses fruits, l'arbre trouvant alors dans l'atmosphère et dans le sol l'humidité et la chaleur qui lui conviennent.

Pour former les cacaoyères, on emploie la semence ou la transplantation. La première de ces méthodes serait préférable, si les soins et les dépenses qu'occasionnent les jeunes plants ne faisaient adopter la seconde, la seule que nous décrirons.

On choisit ordinairement l'espace destiné aux pépinières au milieu d'arbres fruitiers, dans les lieux les plus frais et les mieux ombragés, où les jeunes pousses soient complétement à l'abri des atteintes d'un soleil trop ardent. On prend les cabosses les plus belles et les plus mûres; on les ouvre avec précaution, et, détachant les graines du placenta commun, on les dispose une par une dans des sillons ayant à peine cinquante millimètres de profondeur, et on les recouvre d'une légère couche de terre sur laquelle on étend des feuilles de bananier. Après quinze jours, ces feuilles sont enlevées avec le plus grand soin; le cacaoyer a déjà germé; on garantit avec le plus grand soin la pousse des mauvaises herbes. Au bout de trois ou quatre mois, il a acquis une hauteur de quatre-vingts centimètres à un mètre. La transplantation peut avoir lieu.

Cette opération fort délicate est faite par des ouvriers spéciaux appelés pilones. L'un d'eux soulève, avec la plus grande précaution, le jeune plant, de manière à enlever avec lui la motte qui l'entoure, sans détacher de ses racines la moindre parcelle de terre; l'autre le transporte avec les mains dans le trou préparé d'avance pour le recevoir; le troisième l'enterre de manière que, ni sa longue racine pivotante, ni les radicules qui naissent, ne soient recourbées ou froissées, et il redresse la tige avec le plus grand soin.

Un carré long de mille huit cents mètres à peu près de superficie a été préalablement débarrassé des plantes étrangères, défriché et profondément défoncé. Des canaux dans lesquels circule une eau abondante et limpide, le parcourent en tous sens, entretenant partout une humidité convenable. Une haie impénétrable, des plantations d'arbres de haute et puissante venue, de citronniers et de bananiers, le protégent contre l'invasion des fauves et contre les rafales, encore plus dangereuses. Pour vivre, le cacaoyer a toujours besoin d'être abrité sous une ombre protectrice, et, plus il est jeune, plus il a besoin d'ombrage. On établit des allées de bananiers, et, à des distances déterminées par la nature du sol et par les espèces qu'on emploie, on plante, soit par la semence, soit par les pousses, le bucarre, arbre aux puissantes racines, au jet vigoureux, aux rameaux touffus, couverts de feuilles innombrables, que la poésie indienne a nommé la mère du cacaoyer, et qui protégea toujours l'arbre nourricier des Mexicains contre les brûlantes ardeurs du soleil et contre la fureur des vents. Le bananier croît d'abord plus rapidement et donne une ombre plus épaisse, mais il dure peu ; lorsqu'il disparaît, ses fruits, le manioc et le maïs, cultivés dans les espaces laissés vides, ont indemnisé les premiers frais du colon. Le bucarre élève alors sa tête ombreuse couverte de fleurs ou de feuilles couleur de feu au-dessus de la cacaoyère, et il n'abandonne sa parure que pendant un court espace de janvier à février, au

moment où les cabosses ont besoin, pour mûrir, de ray
plus ardents et plus directs.

Lorsque la cacaoyère est complétement garnie, il f
veiller à ce qu'aucun plant ne soit envahi par l'herbe
remplacer ceux qui sont morts. Au bout de deux ans,
premières fleurs apparaissent ; à trois ans, on peut p
mettre à quelques-unes de donner des fruits encore t
précoces ; à cinq ans seulement on doit compter sur u
récolte. Des soins assidus et constants feront donn
pendant vingt-cinq ou trente ans, au cacaoyer, chaq
jour une récolte nouvelle.

A partir en effet de l'époque à laquelle des plants co
mencent à fournir quelques fruits, chaque arbre doit re
voir tous les quinze jours la visite d'ouvriers armés d'u
longue perche, à l'extrémité de laquelle est placé un sé
teur, dont ils se servent pour tailler les excroissances
les bourgeons inutiles, et pour détacher les cabosses q
leur couleur d'un jaune pourpré désigne comme mûre
Des femmes et des enfants les ramassent et les rapporte
sous des hangars, où on les laisse en tas, qu'on a so
de remuer soir et matin, pendant deux ou trois jours.

Outre ses récoltes journalières, le cacaoyer en don
deux principales : l'une qu'on appelle de Noël et l'aut
de Saint-Jean. La première, qui se fait de novembre à
fin de janvier, est exposée à beaucoup d'accidents, et
pluies, alors presque continuelles, rendent la préparati
des cacaos fort difficile ; l'autre récolte est plus assuré
la graine qu'elle donne, mieux nourrie et plus pesant
est traitée dans des conditions atmosphériques plus co
venables ; aussi le commerce distingue-t-il avec raison l

cacaos provenant des deux récoltes. Les fruits sont de différentes grosseurs et couleurs; les plus longs, d'un jaune pourpré, sont les meilleurs; ils contiennent un plus grand nombre d'amandes. Ceux qui sont blancs à leur naissance et jaunes à leur maturité, donnent des cacaos plus lourds et plus savoureux, mais les plants durent peu.

Lorsque les cabosses ont passé deux ou trois jours entassées sous des hangars, on brise leur écorce, on les éventre avec de larges couteaux, on en retire les amandes qu'on dépose dans un magasin fermé, nommé dégorgeoir (*desbavadero*), pour les débarrasser de la substance visqueuse qui les entoure. Quand le temps est sec, une nuit seule suffit; on peut les y laisser trois ou quatre jours sans inconvénient par un temps pluvieux. On les sèche ensuite au soleil, en les exposant dans les cours ou sur des séchoirs, et en les remuant de temps en temps avec des râteaux. Huit ou dix heures suffisent pour cette opération. On les emmagasine alors et bientôt une chaleur très forte, accompagnée d'une odeur âcre, qui rappelle celle du jus de canne mis à fermenter, annonce que la fermentation s'établit, que le cacao prend la fièvre, suivant l'expression consacrée. La graine *ressue*, la masse entière se couvre d'une espèce de moisissure grisâtre, et il s'en échappe une quantité considérable de suc.

Le *ressuage* ou cette fermentation est la plus capitale des opérations que subisse le cacao. Si l'espèce de coction qui a lieu alors dans l'intérieur de l'amande n'est pas assez grande, si la fermentation trop tôt arrêtée n'est pas arrivée à un degré suffisant, les amandes deviennent rouges, sèches, moisissent facilement et sont attaquées de préférence par les insectes. Lorsqu'elle est poussée à point, les amandes prennent une couleur plus foncée, sont plus lourdes, parce qu'elles conservent encore leurs parties grasses et renferment plus de principes aromatiques.

Aussi les cultivateurs de cacaoyères ont-ils cherché les méthodes qui leur ont paru les meilleures pour établir cette fermentation. Dans certains pays du Vénézuela, on entasse les cacaos dans des fossés creusés dans une terre de couleur rougeâtre, qui adhère facilement à la croûte du cacao, alors recouverte de son suc visqueux ; on l'appelle cacao terré, et cette méthode bien employée est excellente. Dans d'autres, on met les cacaos dans des auges, qu'on recouvre de feuilles de balisier et de planches chargées de pierres, en ayant soin de les visiter deux fois par jour, pour que la fermentation n'opère pas trop vivement. Certains l'enferment dans des magasins et le recouvrent de peaux de bœufs. Toutes ces méthodes bien employées sont bonnes, mais elles sont fort primitives, et nul doute qu'une industrie plus éclairée n'indique bientôt des moyens plus sûrs et mieux appropriés.

Lorsqu'à la couleur plus foncée de l'amande on reconnaît que le ressuage, qui a duré de deux à cinq jours, suivant les qualités traitées et les circonstances atmosphériques, est arrivé à bonne fin, le séchage commence. On expose pour cela les graines dans la cour ou sur des séchoirs, aux rayons du soleil, en ayant soin de les remuer continuellement. Ce séchage dure ordinairement trois jours, pendant lesquels on doit apporter la plus grande vigilance pour les mettre à l'abri de la pluie, qui leur ferait perdre beaucoup de leur qualité. A Cayenne, où les pluies sont presque inévitables, on se sert de séchoirs chauffés, ce qui ne contribue pas peu à donner au cacao de cette provenance le goût désagréable qui le distingue. A la Trinité, on se sert, pendant la saison pluvieuse, de la maison à toit *roulant*. La toiture de cette maison est partagée en deux parties, dont l'une mobile, sur des roues, peut facilement être repoussée sur l'autre, et laisse alors à découvert le cacao exposé sur des châssis. Deux hommes suffisent pour mouvoir le mécanisme et exposer, suivant le temps, le cacao aux rayons du soleil, ou le mettre à l'abri de la pluie.

Ces préparations terminées, on peut livrer le cacao au commerce. Il a pris alors intérieurement une teinte noirâtre ou de bruyère foncée; son arome est caractéristique, sa saveur est agréable, onctueuse, si l'on attaque la chair de son amande avec l'ongle, on la trouve de la couleur du raisin de Corinthe et on y voit des traces de la matière grasse qu'elle contient. Mais combien rarement on donne à ces opérations les soins minutieux qu'elles méritent!

Les meilleures cargaisons de cacao proviennent d'une plantation bien entretenue et d'une seule récolte. Le plus souvent, aujourd'hui, les fenangas sont formées de la réunion de plusieurs petites récoltes partielles, et les grains de belle sorte servent à faire écouler les amandes traitées en hiver, où les sauvageons recueillis par les nègres et les naturels dans les forêts, où les singes, les perroquets, les rongeurs de toute sorte et la pourriture détruisent des quantités de cacaos assez considérables pour nourrir l'Europe entière. Lorsque les Espagnols furent maîtres du Mexique, la culture du cacaoyer y fut bientôt abandonnée pour le travail des mines; aujourd'hui, le Mexique tire du sud les trente mille quintaux de cacao qu'il consomme. Auprès de Tabaco seulement, on voit encore quelques plantations de cet arbre, qui nourrissait les Tolstèques et qui suffirait encore à la richesse des habitants, tandis que des forêts entières de cacaoyers sont abandonnées sans soins et sans culture aux environs de Véra-Cruz et sur les côtes de Campêche.

Partout où, du Mexique, cette culture fut primitivement transportée, elle tend à décroître de la manière la plus fatale; celles de la canne, du caféier et des plantes textiles la remplacent. Il faut traverser la province de Darrien, et venir jusque dans les provinces de Carthagène, sur les bords de la Magdeleine, pour trouver d'abondantes plantations qui deviennent désertes au fur et à mesure que cette activité demi-barbare qui dévore l'Amérique du Nord les envahit. Depuis la destruction ou le refoulement des naturels, il n'y a plus, dans ces contrées, une population autochtone attachée au sol; elles n'ont été peuplées que d'esclaves courbés sous le fouet, ou de maîtres toujours impatients de fuir ces contrées demi-sauvages, lorsque par la rapine et la violence ils avaient arraché à la terre ou à l'homme l'or nécessaire pour faire figure dans leur vieux monde. La fortune rapide, grande, immédiate, qu'elle soit trouvée par la pioche du mineur, dans les sables où les torrents séculaires accumulent les parcelles du métal précieux, sous la carte du joueur ou dans la hasardeuse spéculation qui insulte et trompe la bonne foi publique : peu importe, c'est la seule fièvre qui arrache les fils ruinés des premiers aventuriers à leur sensuelle apathie. Le nègre travaillait pour eux dans presque toutes les républiques de l'Amérique du Sud; le nègre est affranchi, au Brésil même il naît légalement libre, et pour lui la liberté c'est la paresse, c'est la journée à dormir à l'ombre, c'est la nuit passée en maraude ou dans de frénétiques bamboulas, auxquelles l'ivresse produite par le suc fermenté de l'agave ajoute son délire.

Certes, l'esclavage devait cesser et doit disparaître là où il existe encore, comme la plus grande des insultes faite à Dieu et à l'homme. Mais pour le nègre, tel que le fait la servitude, la liberté n'est qu'un abrutissement plus féroce, et, pour les pays où elle arrive, l'émancipation est, pour un temps plus ou moins long, la ruine de l'agriculture.

Jusqu'à ce que l'émigration européenne, oubliant les fantasmagoriques prestiges de la Californie, et fuyant les trompeuses promesses du spéculateur Yankee, aille chercher sur les bords de l'Orénoque, de la Magdeleine, du Maragnon, les immenses étendues qui n'attendent que le travail de l'homme pour lui livrer la terre la plus fertile du monde, et que plusieurs générations aient trouvé dans l'abondance l'oubli de leur ancienne patrie, la culture du cacaoyer sera peu prospère et suivra les fluctuations si nombreuses que les révolutions journalières font subir aux États de l'Amérique du Sud.

La culture du cacaoyer est soumise, d'ailleurs, à des chances contraires si nombreuses, que le colon doit lui préférer des cultures plus sûres et moins difficiles à établir. La fièvre jaune règne d'une manière endémique dans les pays où il croît, et chaque coup de pioche que le colon donne pour arracher à la nature une vallée humide où la profondeur de la terre ne fait que rendre plus terribles les miasmes dangereux accumulés par toutes les putréfactions, lui fait braver la mort. Cinq ans de soins sont nécessaires avant que le moindre fruit récompense ses dépenses et ses labeurs. Alors, sans doute, la rémunération arrivera journalière, abondante, magnifique, et moyennant des soins assidus, et avec peu de bras, un travail facile, il pourra, pendant vingt-cinq ou trente ans, augmenter la fortune de sa famille, si l'ouragan ou les inondations ne détruisent pas en un jour le fruit de tous ses travaux et toutes ses espérances, si sa surveillance a été assez attentive et assez heureuse pour éloigner de sa récolte les mille chances funestes qui doivent la lui enlever.

A peine, en effet, les pilones ont-ils planté le dernier pied de cacaoyer, que deux ennemis, les fourmis *bachucos* et les vers *gugano* arrivent et prennent possession de la cacaoyère, qu'ils ne quitteront plus. Des hommes, habiles chasseurs d'insectes, devront toujours les poursuivre, prêts à inonder les galeries souterraines qu'ont creusées les noirs bataillons de fourmis, et à en mastiquer l'entrée avec de la terre glaise, ou attentifs à reconnaître la moindre atteinte faite par le *gugano* à l'écorce de l'arbre, et à extirper à l'aide de pierres l'ennemi de sa retraite, sans quoi l'infatigable rongeur pénétrera d'abord sous l'écorce, puis dans l'aubier, se nourrissant de la séve, jusqu'à ce que, établissant sa demeure au cœur même de l'arbre, il y subisse ses métamorphoses et en sorte insecte ailé, rouge et blanc, de la grosseur d'une petite amande, ressemblant plutôt à une cigale qu'à un papillon, pour se nourrir de ses graines. Des feux allumés au pied des cacaoyers attirent ces papillons aux ailes *d'indienne*, mais un seul qui échappe à la fumigation, suffit pour pondre des millions d'œufs, et la plus grande vigilance serait impuissante contre leur fécondité, si les fourmis ne compensaient en partie leurs ravages en donnant aux vers une chasse constante. Ceux-ci n'ont d'autres moyens pour leur échapper, que de boucher avec leurs propres excréments l'entrée de leur demeure. Les volées de perroquets, toujours muets quand ils courent à la curée, des troupes de singes, qui dépensent toute leur adresse pour déguiser leur approche et ne marchent que guidés par des éclaireurs et protégés par des vedettes, fondent à tire-d'ailes ou de branche n branche sur la cacaoyère, et en quelques heures, détruisent la récolte d'une saison. Les cerfs broutent les pousses, brisent les branches avec leurs bois, jonchent le sol de fruits et de fleurs, les porcs sauvages minent les racines pour renverser l'arbre et dévorer les feuilles, les écureuils, le rusé opossum grimpent de branche en branche, rongent les amandes, et dans les cabosses les plus belles, choisissent les meilleures pour approvisionner leurs greniers, et, trop souvent, tous ces ennemis se jouent du chasseur et de ses piéges.

Les maringouins et les tiques, imperceptibles ennemis, qui semblent aussi nombreux que la poussière du sol, ou qui s'élèvent tous les soirs comme de noirs brouillards de chaque flaque d'eau, respectent le cacaoyer, mais s'attaquent à l'homme, corrodent sa peau, gangrènent ses pieds; les blancs surtout ne peuvent résister à leurs piqûres. Des familles ont été obligées, pour les fuir, d'abandonner leurs propriétés et les plantations dans lesquelles ils pullulaient.

Une culture plus intelligente, les secours qu'une industrie plus avancée offrirait au colon, surtout si de puissantes compagnies mettaient à la disposition du colon les capitaux, les forces et l'organisation nécessaires, auraient bientôt fait disparaître toutes ces chances funestes. Le cacaoyer, qui donne par an deux livres de cacao, qui n'exige pas vingt hommes pour la culture d'un espace planté de cinquante mille pieds, dont le fruit devient tous les jours davantage denrée de grande consommation, offre à la spéculation le plus sûr et le meilleur des placements, nous allions dire, presque le plus moral, car il conquerra à la civilisation et fera servir à vaincre la misère des pays aujourd'hui perdus, et travaillera au bien-être des peuples.

En attendant qu'une civilisation plus calme amène cette ère prospère dans l'Amérique du Sud, il se produit un fait anormal, qui doit attirer l'attention des économistes, des industriels et des gouvernements ; la culture du cacaoyer semble diminuer en proportion inverse du développement que prend l'industrie chocolatière. La production totale des cacaos ne peut pas être évaluée à plus de 15,000,000 de kilogrammes, et, seule, l'industrie française emploie plus d'un tiers de cette production.

Aussi le prix commercial du cacao va-t-il toujours s'élevant et le prix des cacaos des dernières sortes égale actuellement celui des bonnes qualités de Para. Le Brésil, du reste, le seul État de l'Amérique du Sud où un gouvernement stable et régulier ait enfin amené le progrès, est le seul espoir de l'industrie chocolatière. La culture du cacaoyer va tous les jours s'étendant dans le Maragnan et la qualité se bonifiant. Si ces efforts et ce progrès continuent, les bords des Amazones se couvriront de plantations dont les produits ne redouteront en rien comme beauté et comme qualité les récoltes du caracas; c'est vers ces contrées, nous le croyons, que momentanément du moins, doivent se porter l'attention et la sollicitude de notre commerce plutôt même que vers Chuco et vers le Vénézuéla.

CHAPITRE IV.

Composition chimique du cacao. — Différentes espèces. — Qualités et provenances de chacune d'elles.

Le cacao, lorsqu'il a subi les préparations que nous avons indiquées, se compose d'une enveloppe ou croûte crustacée qu'on nomme *coque*, d'un germe qui a perdu, par la fermentation, la faculté de se développer et d'une amande, formée par la réunion de deux cotylédons, qui doit seule entrer dans la fabrication du chocolat.

Les premières études chimiques du cacao furent faites à une époque où la science ne possédait encore que peu de moyens explorateurs. Les chimistes allemands y reconnurent pourtant la présence d'un principe particulier d'essence alcoolique et d'une nature semblable à celle de la *caféine* contenue dans le café. Lampadius donna le premier la composition analytique complète du cacao. Depuis, les résultats obtenus par les chimistes ont été d'accord sur tous les points essentiels. Les différences qu'on remarque entre eux, portent, presque toujours, sur les proportions quantitatives et sont facilement explicables lorsqu'il s'agit d'analyser des matières organiques faites dans des circonstances différentes et sur des cacaos ne provenant ni de la même récolte, ni des mêmes localités. Nous ne ferons connaître ici que les principales; elles nous suffiront pour déterminer les propriétés nutritives du cacao.

Lampadius a trouvé que cent parties d'amandes débarrassées de leurs coques, contenaient en moyenne :

Beurre de cacao.	53,10
Matière azotée	18,70
Amidon.	10,91
Mucilage ou gomme.	7,75
Matière colorante, rouge.	2,01
Fibrine.	0,90
Eau	5,20
Perte.	1,43
	100,00

La dernière analyse connue a été faite par M. Payen, on peut la rapprocher de celle de Lampadius, et d'après les observations du savant professeur, on peut formuler ainsi la composition moyenne des cacaos de bonne qualité, mondés de leurs enveloppes, mais non soumis à la torréfaction.

Substance grasse, (beurre de cacao). . . .	52
Albumine, fibrine et autre matière azotée.	20
Caféine.	2
Amidon.	10
Cellulose.	2
Matière colorante, ess. aromatiq. (traces)	
Substance minérale.	4
Eau hygroscopique.	10
	100

« En voyant, ajoute M. Payen après avoir donné cette » analyse dans son traité des matières alimentaires, le » cacao présenter dans sa composition deux fois plus de » matière azotée. que la farine de froment, vingt-cinq fois » plus environ de matière grasse, une proportion notable » d'amidon et un arome agréable qui provoque l'appétit, » on est disposé à admettre que cette substance est douée » d'un éminent pouvoir nutritif. L'expérience, du reste, » prouve d'ailleurs qu'il en est réellement ainsi. En effet, » le cacao mondé, deux ou trois variétés réunies, mélan- » gées ensemble avec un poids égal ou les deux tiers de son » poids de sucre formant alors le produit bien connu » sous le nom de chocolat, constitue un aliment substantiel » en toute circonstance, et capable de soutenir les forces » pendant les voyages. »

M. Boussingault, opérant sur une espèce de cacao fort aromatique et très amère, sans la débarrasser de sa coque, n'a trouvé que 44 parties de substance grasse, et au contraire 13 parties de matières ligneuses. — Les essais de M. Chevalier et ceux de M. Pommier ont eu surtout pour but de déterminer, d'une manière exacte, la quantité de matière grasse. Ils en ont trouvé de 55 à 56 parties dans le Maragnan, le plus riche de tous, et cette quantité, étudiée dans les différentes espèces, n'est pas descendue plus bas que 45 dans le cacao des îles, l'espèce la plus pauvre en principes nutritifs, d'après l'expertise du chimiste, et dès l'origine la moins prisée dans la fabrication.

Outre les propriétés nutritives, qu'a si bien mises en relief M. Payen, et que nous étudierons dans un chapitre général, un fait remarquable ressort de ces analyses, c'est que le cacao contient, en moyenne, plus de 50 pour cent de substance grasse. C'est une huile concrète, désignée sous le nom de beurre de cacao. Elle a de nombreux emplois en pharmacie et dans la parfumerie. Pour l'extraire d'une manière complète, on traite dans les laboratoires chimiques le cacao par l'éther. Dans l'industrie, après avoir concassé les amandes, on les fait bouillir dans une assez grande quantité d'eau au-dessus de laquelle le beurre vient surnager et se figer en refroidissant, tandis que le résidu se dépose au fond du vase. Plus souvent on l'obtient par expression. On enferme les amandes pulvérisées dans des sacs de toile, qu'on laisse quelque temps dans un endroit chaud, et on presse ensuite entre deux plaques métalliques, chauffées d'avance au moyen d'une presse hydraulique. Le beurre mêlé à une petite quantité de poudre coule dans un récipient, on le purifie en lui faisant subir plusieurs fusions successives à une température modérée et en le filtrant chaque fois.

Lorsqu'il est pur, le beurre de cacao est d'un jaune pâle qui blanchit en vieillissant; son odeur est celle du cacao faible, mais très douce et suave. Sa consistance est celle du suif. Sa densité est de 0,91 ; il est insoluble dans l'eau et complétement soluble dans l'éther. Il se ramollit à 24 ou 25 degrés et fond à 29, et est complétement liquide de 35 à 40 degrés. C'est sur la comparaison de son degré de fusion à ceux des autres graines qu'on a établi le moyen facile de reconnaître la sophistication par le mélange d'autres substances grasses.

Rarement l'industrie épuise entièrement les cacaos dont

elle extrait le beurre ; elle choisit pour cette opération, les espèces les plus grasses et leur en ôte, en moyenne, 20 p. 0/0. Ces cacaos peuvent alors se vendre en poudre; — le pilon et les cylindres ne pouvant pulvériser et mettant toujours en pâte l'amande qui n'a perdu aucune de ses parties grasses. — Ils conservent après cette opération toutes leurs propriétés bienfaisantes, et possèdent une quantité assez grande de beurre pour la nutrition ; ils ne sont pas indigestes et fatigants pour l'estomac comme les chocolats espagnols, ou ceux fabriqués avec des cacaos peu torréfiés.

La Compagnie Française, appréciant les services que le cacao ainsi préparé et livré, sans mélange aucun, peut rendre à l'alimentation publique, et surtout aux tempéraments débiles, fatigués ou trop délicats, a donné tous ses soins à cette préparation, fort vantée dès 1760 par de Bligny, qui désigne ses chocolats sous le nom de *chocolats dégraissés.* Elle choisit les espèces les plus riches en principes gras et les plus douces. Au sortir de la presse, leur arome, n'étant plus noyé dans les molécules bitureux, est devenu plus intense et plus suave. On peut, en les préparant, leur donner le parfum de la vanille ; il suffit de jeter dans la chocolatière un tronçon de gousse, proportionné à la quantité qu'on prépare et de le retirer après l'ébullition.

La composition chimique du cacao, la quantité de beurre qu'il contient, ne peuvent pas seules servir à déterminer ses qualités. Il y a en effet dans chaque fruit, dans chaque fleur, dans chaque substance alimentaire, quelque chose qui échappera toujours aux investigations de la science, qui aura disparu de la matière inerte laissée dans le creuset du chimiste; c'est l'arome, c'est le parfum, c'est la saveur qui tiennent à l'agrégation même des molécules entre elles, à l'organisation, à la vie, et que le goût, l'odorat, les sens délicats et exercés peuvent seuls apprécier. Aussi est-ce le goût et l'odeur aromatique du cacao qui doivent guider dans le choix de ceux qu'on emploie. Le commerce en connaît différentes sortes qu'il a classées d'après leur qualité, en leur donnant le nom de leurs provenances.

Le *Soconusco*, la plus belle qualité du Mexique, celle que Montézuma et les grands de sa cour se réservaient pour eux, ne nous est aujourd'hui guère connue que de nom. Il en arrive à peine quelques sacs en Europe. Il a la forme et la grosseur d'une moyenne olive; sa pellicule grisâtre est fine et peu adhérente; sa chair intérieure est d'un brun clair, bien saine et se broie facilement. Sa pâte est fine, d'une saveur agréable, faiblement aromatique. On le porte dans des sacs de peaux de buffle. On ne doit y trouver ni poussière ni corps étrangers.

Les *Caraques* nous viennent de Vénézuéla, de la Guayra et de Porto-Cabello. Ce sont aujourd'hui les plus estimés. On distingue le gros et le petit caraque. Les grains du premier sont de la grosseur d'une olive, leur forme est irrégulière, sa pellicule est épaisse, sa face intérieure rougeâtre, à l'extérieur une couche de terre micacée la revêt et la protége contre le ver. L'amande est d'un brun clair et s'écorce facilement. Elle est moins riche en beurre que le Maragnan, mais plus fine; abondante en arome et d'une saveur particulière. Les caraques de seconde sorte ont le grain plus menu, plus régulier, de forme ovoïde. Leur saveur et leur arome quoique agréables sont moins fins que ceux de la première sorte. On les expédie dans des sacs en cuir.

Le *Maracaïbo* et le *Magdeleine* étaient autrefois placés avant le caraque et presque sur le même rang que le Soconusco dont ils se rapprochent par la forme. Si cette appréciation était justifiée, ces sortes ont bien dégénéré et grandement perdu de leur qualité, ce qui s'expliquerait facilement par le peu de soins qu'on prend de leur culture et de leur préparation. Ceux qui nous arrivent en France sont toujours mêlés à une grande quantité de grains verts qui communiquent leur amertume aux autres. Ce cacao nous parvient dans des surons de cuir ou dans des sacs de de toile en fil de pitte.

Le *Guayaquil*, que sa saveur franche et forte, son arome très prononcé, rend précieux pour la fabrication des chocolats de qualité inférieure, sa présence donnant du ton aux cacaos de basse sorte auxquels on le mêle, est principalement consommé en Espagne. Il est d'un brun plus ou moins foncé avec des nuances noirâtres. Sa chair est souvent atteinte d'avarie. Les grains sont larges, arrondis aux extrémités, plus écrasés vers celle où se trouve le germe. Ils sont rarement chargés de poussière. On les emballe dans des sacs de toile ou de coton.

Les cacaos *Trinidad*, dont la qualité s'améliore énormément par les soins intelligents que les colons donnent à sa culture et à sa préparation, ressemblent beaucoup aux grains de caracas. Ils sont aplatis, leur pellicule est grise et leur chair d'un brun clair; ils ont perdu le goût acerbe et l'odeur de fumée qu'ils acquéraient autrefois dans les séchoirs. On les recherche dans la fabrication des bons chocolats. Ils arrivent dans des sacs de toile de cent cinquante livres, mêlés à des poussières et à des corps étrangers. Cuba fournit aujourd'hui des cacaos qui se rapprochent beaucoup de ceux de la Trinité. La production de cette île, naguère presque nulle, devra bientôt être considérée comme importante dans le commerce.

Le *Maragnan* et le *Para* nous viennent du Brésil, et entrent pour deux millions de kilogrammes dans la consommation française. Ce cacao est allongé, plus large à une extrémité qu'à l'autre; sa pellicule est d'un gris rougeâtre, sa chair plus brune que celle du caraque. Il est doux au toucher. Sa saveur est douce quand le grain est bien mûr, mais acerbe et d'un goût herbacé quand il l'est imparfaitement. Le peu de soins qu'apportent les naturels à sa préparation et à son transport, les mouillages que lui font subir, pour le rendre plus lourd, les nègres chargés de le porter et qui doivent en rendre le même poids à l'arrivée qu'ils ont pris au départ, lui donnent souvent un goût de moisi et le mêlent de dix pour cent au moins de grains avariés. Mais lorsqu'il est de bonne qualité et bien trié, sa saveur est douce et franche ; il donne un excellent chocolat. Il arrive dans des sacs de toile de soixante-dix à soixante-quinze kilogrammes.

Les cacaos de la Guyane sont généralement désignés sous le nom de *Cayenne*. On en distingue plusieurs sortes : le démérari, le sianasnaci, aravri, macapa, etc. Leurs graines sont dures, leur forme est irrégulière, aplatie, d'un brun clair, leur chair est brune, leur saveur âpre ; ils exhalent une légère odeur de fumée, qu'ils acquièrent au séchoir. Ils sont peu estimés, et arrivent en sacs ou en barils.

La dernière classe comprend, sous le nom de *cacao des îles*, ceux provenant d'Haïti, de la Guadeloupe, de la Jamaïque, de la Martinique, de Sainte-Lucie, de Bourbon, etc.; presque tous ces cacaos se distinguent par une saveur âpre ou acerbe, vineuse et peu agréable. On ne les emploie que dans la fabrication des chocolats à bon marché. Leur couleur, d'un rouge plus ou moins vif, les fait facilement reconnaître.

Le prix des cacaos subit, comme celui de toutes les denrées coloniales, des variations presque incessantes. On peut cependant dire que les cacaos caraques ont valu et coûteront en moyenne deux fois plus que les maragnans, et que le développement que prend la consommation du chocolat tend sans cesse à faire augmenter le prix des cacaos de dernière sorte, surtout de ceux qui, fortement aromatisés, comme le guayaquil, peuvent servir à masquer les mélanges et faciliter l'emploi des cacaos avariés. Une tendance funeste, et surtout mal calculée de la fabrication, à considérer le bon marché comme la dernière limite du progrès, aide encore à exagérer ces conséquences. On affiche des prix en raison de la concurrence. Une fois adoptés par le public, il faut les maintenir, et vienne une hausse, on sacrifie aux besoins de la vente la qualité du chocolat, espérant que le goût facile du consommateur s'arrangera des manœuvres qu'il ignore; c'est là une erreur préjudiciable à l'industrie qui l'exploite.

Le goût, un des sens les plus perfectibles, est celui

qui devient le plus difficilement obtus; il va se développant chez le vieillard et n'oublie aucune de ses jouissances. La nature l'a créé pour veiller aux fonctions les plus nécessaires à la vie, à la nutrition, et, à notre insu, il soulève, quand on le trompe, une répugnance invincible contre l'aliment qu'il préférait d'abord. Dans une industrie presque de luxe, comme celle du chocolat dans les contrées européennes, le succès et l'avenir reposent sur le goût public; le coup le plus fatal que puissent porter les chocolatiers à leur fortune, c'est de le tromper. Qu'ils renoncent donc à ce principe déplorable de vendre meilleur marché pour vendre plus, et qu'à prix normal ils ne luttent que par la qualité du produit; sans cela ils feront naître le dégoût et par suite la ruine de leur industrie.

CHAPITRE V.

Composition et fabrication du chocolat. — Triage du cacao et choix des espèces. — Torréfaction. — Broyage. — Sucre et aromates. — Pesage. — Mise en tablettes. — Marque de fabrique.

Le cacao et le sucre entrent seuls comme éléments essentiels dans la composition d'un bon chocolat ; la vanille et d'autres aromates ne s'y mêlent que pour flatter le goût ou pour communiquer au mélange certaines propriétés qui leur sont propres. La bonne qualité du chocolat dépend d'abord du choix de ces matières premières, la manipulation ne fait que développer, d'une manière plus ou moins parfaite, leurs propriétés.

Nous savons combien diffèrent entre elles, par la finesse de leurs aromes et la richesse de leurs principes alimentaires, les diverses variétés de cacao que nous avons énumérées. Leur goût, leur saveur et leur composition doivent guider le fabricant dans le choix des espèces qui fondent dans la pâte leurs qualités diverses. Chaque espèce employée isolément peut bien, si elle est des premières sortes, donner un bon chocolat ; mais il flattera moins le goût et sera moins nutritif que si l'on a complété les propriétés alimentaires d'une espèce très riche en principe butyreux par l'adjonction d'une espèce fortement aromatique. Le caraque, que son arome si pénétrant et si suave désigne d'abord au palais du gourmet, a lui-même besoin qu'une proportion plus ou moins grande de maragnan vienne le soutenir.

Ces mélanges ont encore le grand avantage de faciliter le broyage de certaines sortes de cacao et la trituration de la pâte, qui devient alors plus fine et plus homogène.

Deux parties de maragnan et un tiers caraque forment un excellent chocolat qui peut être pris pour prototype de toute bonne fabrication. Au-dessus ou au-dessous de ces proportions doivent se classer les qualités supérieures ou inférieures.

La fabrication commune emploie fort peu de caraque; le Para, avec une petite quantité d'amandes provenant de Trinidad, lui suffisent pour ses chocolats fins, et souvent elle se contente pour ses chocolats ordinaires de broyer ensemble le cacao des îles, le guayaquil et le cayenne. Le public n'a point à s'en plaindre; on lui livre du chocolat pur dont la qualité est pleinement en rapport avec le prix qu'il en donne.

Les cacaos, quels que soient leur provenance et les soins qu'on ait pris pour leur transport, sont presque toujours, lorsqu'ils arrivent en Europe, plus ou moins avariés. Leur récolte a été faite dans de mauvaises conditions. Le triage des grains encore verts et la dessiccation des amandes mal opérée, l'eau de mer ou les substances avec lesquelles ils ont été emmagasinés peuvent avoir agi sur eux pendant la traversée, ou enfin un trop long séjour dans les entrepôts peut avoir occasionné la moisissure et la piqûre du ver.

Mille expédients ont été imaginés pour pallier ces avaries. Il faut s'en méfier, aucun de ces procédés n'est réellement efficace ; les mouillages, les lavages, les ressuages ne parviennent jamais à leur enlever d'une manière complète leur mauvais goût, encore moins à leur rendre les principes perdus par un état de décomposition plus ou moins apparente. Tous ces cacaos, trop avariés, devraient être rejetés par l'industrie chocolatière ; ils pourraient trouver ailleurs, dans la parfumerie, par exemple, un emploi fort utile. Malheureusement, leur bas prix est un appât trop puissant pour que la spéculation sache y résister; ils servent de base à ces chocolats d'un goût détestable qui se vendent sans nom, et par conséquent sans garantie, et composent le déjeuner ordinaire à des millions de femmes et d'enfants des classes ouvrières.

Lorsque le choix des espèces a été déterminé, chaque sac de cacao doit être examiné et soumis à un premier vannage qui le débarrasse des matières étrangères, de la poussière, de la terre, des graviers, des débris ligneux qu'il contient; puis les amandes sont étendues sur les claies d'un séchoir, où, avec leur humidité, elles perdent de 12 à 15 pour cent de leur poids. On les passe ensuite au crible diviseur qui fait dans les grains un premier classement suivant leur grosseur. Un minutieux triage à la main complète l'œuvre du crible diviseur, et rejette les grains reconnus verts, trop petits ou piqués du ver. La torréfaction devient alors plus facile et plus régulière.

Le cacao, le thé et le café ont cela de commun qu'il faut que la torréfaction vienne détruire leurs principes âcres et trop amers, et développer leurs principes aromatiques.

La torréfaction du thé a lieu aussitôt après la cueillette des feuilles, elle exige de longues et difficiles manipulations ; c'est elle, comme nous le verrons en l'étudiant, qui crée en grande partie les différentes espèces de thés que nous livrent la Chine et le Japon. Le cacao et le café sont torréfiés au moment d'être convertis en aliment ; mais la torréfaction du premier est plus importante que celle du second, c'est peut-être l'opération la plus délicate que subisse le cacao ; de sa bonne ou de sa mauvaise réussite dépend en grande partie la qualité du chocolat.

On se sert, pour l'opérer, d'un brûloir en tôle — chauffé sur un feu doux — soit de forme cylindrique soit sphérique, revêtu parfois à l'intérieur d'une toile métallique, qui empêche les grains de toucher aux brûlantes parois du cylindre, et d'autres fois de mécanismes qui, en communiquant aux amandes différents mouvements de rotation, régularisent la torréfaction de la masse. Une longue pratique et de minutieuses expériences comparatives nous ont fait adopter le brûloir sphérique régulièrement mu par un moteur, et dans lequel un agitateur imprime à la masse des amandes un mouvement qui met chacune d'elles à son tour en contact avec la paroi torréfiante.

Quelle que soit la perfection de l'appareil employé, il faut que l'opération soit confiée à une main habile, à un œil, à une oreille exercés, qui, malgré son expérience, peut être encore parfois trompée par la couleur, le goût, la sonorité du grain. La torréfaction doit être légère, graduée, ne pas dépasser les limites d'une dessiccation complète. Nous avons dit avec quelle facilité on s'emparait par la chaleur de la partie grasse, du beurre que contient en si grande quantité l'amande de cacaoyer ; si la torréfaction est poussée un peu trop vivement, le brûloir dévore avec le beurre de cacao une grande partie des richesses alimentaires que contient le cacao ; on obtient un chocolat d'un brun noirâtre qui nourrit peu, dessèche et irrite l'estomac, comme les substances trop excitantes. C'est ce chocolat que préfère l'ardente Italienne.

Si au contraire la torréfaction n'a pas été amenée à un degré suffisant, l'amande n'a perdu aucun de ses principes, mais le beurre ne s'est pas développé, et ses aromes restent perdus dans la masse. Le chocolat est lourd, il rassasie promptement, et l'estomac, peu stimulé, le digère avec peine. C'est la nourriture aimée du paresseux Castillan.

En France, nous voulons un juste milieu entre ces deux extrêmes, et la perfection apportée dans nos instruments torréfacteurs est un des grands progrès accomplis par notre industrie ; mais cette perfection, nous le répétons, ne saurait jamais remplacer le tact ou le savoir de l'ouvrier qui juge par l'odeur et l'aspect de la fumée, par la sonorité, la couleur et le goût du grain que l'opération est arrivée juste au point désirable.

Lorsque le cacao est retiré du brûloir, son poids et son volume ont considérablement diminué ; l'amande, desséchée, est devenue friable; sa coque ou son enveloppe crustacée peut facilement en être séparée. On l'étend alors sur des claies pour laisser s'évaporer un reste de fumée, et on le remue de temps en temps jusqu'à ce qu'il soit complétement refroidi. On le passe ensuite entre deux cylindres concasseurs armés de broches qui brisent les coques et détachent les germes. Cette décortication opérée, le tarare expulse les coques et les germes détachés, l'amande reste seule.

Un minutieux triage par la main de l'ouvrière commence alors; aucun grain taché, attaqué ou douteux, ne lui échappe. Les germes et les fragments qu'ont laissés le concasseur et le tarare sont expulsés avec soin ; la chair seule de l'amande doit entrer dans le chocolat.

Tous ces séchages, ces vanages et ces triages augmentent les déchets et les frais de main-d'œuvre d'une manière importante. Les personnages, d'ailleurs parfaitement bien intentionnés, qui ont voulu se rendre compte du prix de revient des chocolats livrés par le fabricant n'ont pas su en faire une appréciation exacte. Ce sont de ces faits qu'une longue pratique peut seule apprendre.

Ainsi torréfié et soigneusement trié, il reste à broyer le cacao, à le réduire en pâte liquide, à y incorporer le sucre et les aromates, et à continuer la trituration jusqu'à ce que la pâte soit d'une finesse, d'une douceur et d'une homogénéité parfaite.

Le Mexicain écrasait le cacao entre deux pierres, et mêlait la fécule de manioc, le chillé et le suc de l'agave à cette poudre pour en former son chocolat. Avec l'usage du cacao les compagnons de Cortez rapportèrent en Espagne l'emploi du mortier et du rouleau. Lorsqu'ils sont maniés avec une patience et une habileté assez grandes, ces instruments suffisent pour faire un excellent chocolat; mais cette trituration à main d'homme, lente et fort coûteuse, ne répondant plus aux besoins de la consommation, la machine, plus puissante et plus experte, a dû la remplacer. Le moulin à meule cylindrique, employé pour écraser l'olive, la noix et la faine, fut perfectionné pour le cacao; les cylindres en granit, tournant sur un plateau creux en porphyre, entretenus à une température constante, assez forte pour fondre la partie butyreuse du cacao, tandis que le frottement broie et amollit ses autres principes, et lorsque l'on a obtenu ainsi un degré de fluidité convenable, on y ajoute le sucre par portions, de manière à entretenir l'état presque liquide de la pâte.

Le choix des sucres n'est pas moins important que celui des cacaos. Les candis les plus purs doivent être seuls employés pour les qualités superfines; les sucres les plus blancs pour les qualités ordinaires. Les sucres de canne et de betterave sont, lorsqu'ils sont purs, identiquement les mêmes; le fabricant qui n'a nul moyen de les reconnaître doit du moins s'assurer du procédé d'épuration employé, certains procédés étant funestes par eux-mêmes, et rejeter avec soin les sucres bruts ou tachés, qui ne doivent leur coloration qu'à des matières impures laissées par un mauvais raffinage ou par le développement d'une végétation microscopique qui les colore en rouge ou en gris brunâtre. Quant aux sucres bruts, aux cassonnades, aux résidus décolorés, leur emploi doit, dans certains cas, être considéré avec raison comme une falsification.

Lorsque la mélangeuse a mêlé au cacao un poids égal de sucre, les *broyeurs* commencent leur rôle. La pâte est soumise à l'action de cônes en granit, roulant et se développant sur un plateau de forme circulaire, également en granit, et animés de vitesses différentes qui effectuent un énergique frottement en même temps que le broyage, opérant ainsi, à un degré bien supérieur, les fonctions accomplies par les dents dans la mastication du bol alimentaire. Aussi le chocolat est-il d'autant plus digestif et plus nourrissant qu'il a été soumis à un broyage plus parfait.

La Société d'encouragement et le jury de l'Exposition universelle ont surtout récompensé cette qualité dans les chocolats de la Compagnie Française. « Après les avoir » analysés, dit le rapport du Comité des arts chimiques et » économiques, nous avons reconnu que les chocolats » broyés par les procédés Pelletier présentent une finesse » bien supérieure à celle que présentent ordinairement des » chocolats broyés par les procédés usuels ; que les molé- » cules sont égales, homogènes, impalpables, et que leur » pâte se fond dans la bouche et dans l'eau chaude sans y » laisser aucun résidu grumeleux. »

Et le rapport de M. Payen ajoute : « Nous avons visité » l'usine de la Compagnie française, et nous y avons cons- » taté un choix rigoureux de matières premières, une » organisation et des moyens de fabrication des plus re- » marquables. »

Des couteaux ramasseurs, ramenant sans cesse la pâte sous la meule, les cylindres ou les cônes, facilitent ce broyage mécanique, pendant lequel les parties les plus inaccessibles de l'amande semblent se convertir en beurre, et les principes aromatiques, que la torréfaction avait laissés, se développent avec toute leur puissance.

Lorsque la trituration arrive à son terme, on ajoute la vanille et les aromates qui doivent donner à certaines sortes de chocolats des parfums ou des propriétés particulières.

La vanille du Mexique, provenant directement de Micentella, donne seule un parfum assez suave pour être mêlé à celui du caraque. On choisit les gousses les plus belles, les mieux givrées et les plus fraîches; on les divise en tranches minces et courtes et on les broie en les mélangeant avec du sucre, dont les cristaux facilitent le déchirement du tissu végétal. La difficulté à opérer le broyage des gousses et le mélange des parties ligneuses avec la pâte onctueuse formée par le sucre et le cacao, a fait prôner par certains fabricants l'usage de l'essence de vanille, qui, dit-on, se répand plus facilement et mieux dans la masse. Un tel procédé présente trop d'inconvénients pour qu'ils soient compensés par l'économie qu'il amène. Il offre la plus grande facilité aux falsifications, et l'essence de vanille préparée à l'alcool n'imprègne la pâte que d'un parfum fugitif que l'évaporation a bientôt fait disparaître; quelle que soit d'ailleurs la résistance de la vanille, la puissance des broyeurs mus par la vapeur est toujours assez grande pour réduire les gousses en impalpables fragments qui, entraînés par le mouvement rotatoire et subissant les plus fortes pressions, imprégneront de durables aromes les atomes auxquels ils seront arrêtés.

Lorsque les broyeurs ont donné à la pâte une finesse et une homogénéité parfaites, la remeleuse s'en empare, la pétrit et la repousse, en un long boudin, dans un tuyau cylindrique horizontal, qui l'amène sur le plateau d'une balance où elle tombe en tronçons d'égale longueur, et qu'on augmente ou diminue jusqu'à ce qu'ils aient le poids exact de 250 grammes. Ils tombent alors dans les moules sur lesquels les aplatit la spatule d'un ouvrier, et une table tapoteuse ou à claquette, secouant alors ces moules, dégage l'air contenu dans la substance amollie et imprime dans la tablette le nom du fabricant, ou la marque de fabrique, qui garantiront la qualité au consommateur.

Les moules descendent ensuite dans de vastes caves nommées *refroidissoirs*, où les tablettes durcissent, se refroidissent et se contractent, ce qui permet de les extraire sans peine du moule. Pour mettre le chocolat, très hygrométrique de sa nature, à l'abri de l'humidité et des attaques des vers, friands de sa saveur, on enveloppe chaque tablette dans une feuille d'étain, on le recouvre d'une feuille de papier portant le nom et la marque du fabricant, et on le livre cacheté au commerce.

Chacune des nombreuses opérations que nous venons d'énumérer et de décrire d'une manière sommaire, exige des soins extrêmes. Une température constante doit être maintenue dans les appareils broyeurs. Si on l'augmente pour accélérer la trituration en facilitant la fusion du beurre, on court risque de carboniser les parties grasses, de détruire les principes nutritifs et de produire les mêmes effets que par une torréfaction trop violente. Si lorsqu'il est dressé dans le moule, la pâte est encore assez chaude et que le changement de température, comme cela arrive en été, ne soit pas assez brusque et assez grand entre l'atelier et le refroidissoir, le chocolat semble perdre de sa finesse et de son homogénéité, il paraît grumeleux et casse *blanc* quand on rompt les tablettes

Le contact du fer et du cacao développe dans le chocolat une saveur styptique particulière, fort désagréable; la main de l'ouvrier, échauffée par le travail, mêle à la pâte des sécrétions cutanées dont l'acidité peut agir sur le chocolat comme un ferment de mauvaise nature. Pour éviter ces deux inconvénients, nous avons exclu le fer et la fonte de nos appareils; le granit, le porphyre et l'argent les composent seuls ; dès que le cacao a été confié à la mélangeuse, la main de l'ouvrier ne le touche plus que pour le retirer du moule quand la tablette est complétement refroidie.

L'aérage, la salubrité, la propreté des lieux où sont fabriqués les chocolats ont une influence directe sur leur qualité ; les caves étroites, les réduits, les boutiques peu aérées dans lesquelles tournent trop souvent les machines ne répondent à aucune des conditions d'espace, d'isolement, d'appropriation indispensables.

La fabrication des chocolats fins se fait par les mêmes procédés que nous venons de décrire; le choix des cacaos, la proportion plus considérable de caraque, une plus grande quantité de vanille, des soins plus minutieux dans leur fabrication ajoutent seuls à leur qualité. Les chocolats qui contiennent des substances étrangères auxquelles le cacao sert de véhicule demandent des précautions particulières, mais comme leur préparation forme, la plupart du temps, des spécialités pharmaceutiques complétement en dehors de la fabrication qui produit pour la consommation alimentaire, nous ne nous occuperons pas de leur composition ni de leur prix. Qu'on nous permette seulement de rappeler à leur sujet l'opinion de Cadet de Gassicourt. Il voulait que ces sortes de mélange se fissent dans la tasse du malade et d'après l'ordonnance formulée par le médecin, — en prenant du bon chocolat ordinaire auquel on ajoutait les substances médicamenteuses dans les proportions désignées — et non chez le fabricant. Le sentiment de prudence médicale qui dictait cette opinion n'a pas besoin d'être justifié. Pour nous qui avons peu d'autorité en pareille matière, nous nous bornerons à dire que la plupart de ces additions médicamenteuses dénaturent le goût du chocolat, surtout si elles sont triturées avec le cacao, et restent, comme cela arrive, quelque temps en tablettes ; — puis quelques-unes d'entre elles exigent, pour arriver à une cohésion convenable, le mélange d'autres substances dont on ne peut déclarer la présence, — ce qui amène à une véritable sophistication. « On ne fait donc, la » plupart du temps, dit M. le professeur Pierry, que gâter » un excellent aliment, en dégoûter le malade et se priver » ainsi d'un aliment qui pourrait par lui-même, soit dans » la maladie, soit surtout dans la convalescence, rendre » d'excellents services. »

Ce résumé rapide suffit pour démontrer que du bon choix des cacaos, de leur habile mélange, d'une torréfaction intelligente, de la perfection de l'outillage, du soin avec lequel on veille à la manipulation de la pâte, dépendent les qualités du chocolat. Mais ce choix, ces perfectionnements ne s'obtiennent qu'à l'aide de provenances directes, de coûteux triages, dans une fabrication en grand, où l'amélioration soit le but constant, où l'on ne sacrifie ce but suprême ni à une économie mal entendue, ni au bon marché, leurre aussi trompeur pour le fabricant que pour le consommateur.

CHAPITRE VI.

Chocolats de santé. — Chocolats vanillés. — Ce qu'on nommait autrefois un bon chocolat et chocolat des affligés. — Des différents chocolats fabriqués aujourd'hui.

On partage les chocolats en deux grandes classes : les chocolats de santé et les chocolats vanillés. Cette dénomination, chocolat de santé, s'applique aux chocolats qui ne contiennent point d'aromates, surtout la vanille. « On » sait, dit Alibert dans sa thérapeutique, que cet aromate » entre dans la composition du chocolat, et qu'il en rend » la digestion plus facile, en sorte qu'il est souvent préfé- » rable à celui qu'on prépare sans vanille, et qu'on ap- » pelle si improprement chocolat de santé. » Le parfum de la vanille marié aux aromes du chocolat est une des plus heureuses combinaisons que le goût ait inventé ; il éveille l'appétit, et, stimulant l'estomac sans l'exciter, il rend la digestion plus facile. Le reproche qu'on adresse aux chocolats vanillés d'être un échauffant, n'est jamais fondé si le fabricant, n'employant que des gousses venant du Mexique, n'en met que la quantité nécessaire pour imprégner le parfum dans la pâte.

La vanille, magnifique liane, nommée par les naturalistes *épidendrum vanilla*, croît spontanément dans toutes les vallées chaudes et humides de l'Amérique tropicale et vit en parasite sur les arbres auxquels elle s'attache par des vrilles puissantes. Le Mexique et le Pérou fournissent les meilleures sortes ; on la cultive aujourd'hui au Brésil et on l'a acclimatée à Bourbon. On peut la récolter dans tous les lieux où croît le cacaoyer, et elle paie richement les soins faciles qu'on lui donne par l'abondance de ses gousses et la richesse exquise de ses aromes. Il suffit pour la multiplier d'attacher une de ses boutures au tronc d'un piper arborescent, d'un acota ou d'un liquidenbar.

Bientôt elle projette au loin ses nombreux rameaux, qui se recouvrent en février ou en mars de magnifiques grappes de fleurs violettes d'une odeur vanillée, auxquelles succèdent des gousses ou *siliques* d'une longueur de 123 à 230 millimètres. Elles sont d'un brun noirâtre, ridées longitudinalement, se rétrécissant aux deux extrémités, recourbées à la base, et contiennent une pulpe roussâtre, pleine de petits grains noirs d'un aspect luisant. La saveur en est âcre, mais son odeur, qui se rapproche de celle des baumes, devient agréable et suave lorsque les fruits cueillis un peu avant leur maturité ont été séchés d'une manière convenable.

Mizantha et Papetla excellent surtout dans l'art difficile de préparer la vanille ; celle de Tentilla est depuis le dix-septième siècle la plus renommée, mais une colonie d'émigrants français à Zitatelpéi, presque sur l'emplacement des jardins occupés par les anciens rois de Thulé, fait pâlir toutes ces réputations ; d'elle nous proviennent aujourd'hui les plus belles vanilles.

On n'emploie pour la fabrication des chocolats vanillés

que des cacaos du choix des meilleures sortes, les minutieuses manipulations qu'exige leur fabrication augmentent encore leur prix de revient qui peut, sans exagération, être porté à 7 et 8 fr. le kilogramme, si l'on mêle la vanille au pur cacao-caraque.

Pour le chocolat de santé, le mélange de deux parties de maragnan et d'une de caraque à une part égale de sucre, doit, nous l'avons indiqué, être pris comme type, et le prix de 2 fr., comme prix normal qui permet au fabricant de donner constamment au consommateur un chocolat toujours également bon, malgré la fluctuation que subissent les cours des denrées coloniales. A ce prix, le chocolat est encore le déjeuner le meilleur marché qu'on puisse faire.

La Compagnie Française s'est surtout attachée à la bonne fabrication de ces chocolats à 2 fr., qu'elle considère comme le produit-type. Se procurant dans les provenances les cacaos qui les composent, elle est parvenue à leur donner toute la finesse des chocolats vendus comme supérieurs. C'est leur comparaison avec les chocolats de prix plus élevés qui leur a mérité la réputation dont ils jouissent.

Au-dessus, se placent les qualités supérieures, leur prix permettant d'apporter plus de soins aux triages et d'employer les plus belles sortes de cacaos. Au-dessous on peut, jusqu'à une certaine limite qui ne saurait dépasser 1 fr. 40 cent., livrer des chocolats ; puis les mélanges commencent. Ordinairement, la grande fabrication ne fait ces sortes de chocolats que sur commande et avec répugnance, à cause de la peine que donne leur trituration. On n'y emploie que la farine ou les fécules les meilleures et les plus pures ; le fabricant annonce les proportions du mélange sur l'enveloppe, mais son nom et sa signature en disparaissent. Le mélange des cacaos et du tapioca donne un excellent résultat, mais il faut que le tapioca nous arrive du Brésil, qu'il soit fourni comme aux anciens Mexicains par la racine du manioc et non par la pomme de terre, dont la fécule, quelque épuration qu'elle subisse, retrouve toujours, à un moment donné, sa désagréable odeur.

L'industrie chocolatière repousse le plus possible ces mélanges ; elle ne les fait que pour obéir au goût du public, et elle souhaiterait, dans l'intérêt de la bonne foi commerciale et dans celui d'une bonne fabrication, de les voir disparaître. Ils sont aussi facilement faits et mieux placés dans la chocolatière où l'on prépare le déjeuner. Les tablettes à bon marché qui les contiennent sont en réalité les plus chères que puisse acheter le consommateur ; il paie dix fois son prix la fécule qu'elles contiennent.

Les bons chocolats purs de tout mélange sont d'une couleur franche, lisses, brillants et compactes. Leur pâte est d'une homogénéité parfaite, leur grain fin et uni, ils ne cassent qu'avec effort, avec un bruit sec ; ils fondent moelleusement sur la langue, imprègnent les papilles de saveurs aromatiques et laissent l'impression d'une agréable fraîcheur. Ils se dissolvent dans le lait ou dans l'eau sans laisser le moindre résidu. Ils épaississent un peu par une longue cuisson ; ils ne forment jamais une pâte consistante ou gélatineuse comme les dissolutions concentrées des substances mucilagineuses ou farineuses. Si ces aspects trompent quelquefois, le goût, lorsqu'il est un peu exercé, reconnaît le bon chocolat à la première dégustation; le palais du gourmet n'oublie jamais les saveurs du cacao et de la vanille.

La canelle se mélangeait plus souvent autrefois qu'aujourd'hui au cacao; on ne doit prendre que la première sorte provenant de Ceylan et rejeter les autres, encore faut-il être fort sage dans son emploi, une quantité un peu forte détruisant l'arome du cacao. Dans les climats brûlants où l'organisme doit lutter sans cesse contre toutes les forces débilitantes qui l'entourent, on a cherché à augmenter la puissance de certaines propriétés du cacao par l'adjonction de parfums et d'aromates, et le sensualisme exagérant ce goût, on a composé des chocolats qui n'ont plus été que d'énergiques aphrodisiaques. C'étaient ces chocolats que les dames de Chiappa excellaient à préparer, et si celui qu'elles prennent aujourd'hui est fait d'après la recette que nous a conservée le docte Antonio Colmenero de Ledesma, malgré ses vertus probables, il flatterait peu la mignonne gourmandise de nos beautés parisiennes.

« Prenez, dit cet auteur, deux gousses de chillé, un » poivre long, une poignée d'anis et d'orjevala, et deux » de mésachusil ou vanille, six roses d'Alexandrie mises » en poudre, deux drachmes de canelle, une douzaine » d'amandes et autant de noisettes, demi-livre de sucre » blanc et d'achiotte, ce qu'il en faut pour lui donner la » couleur; mêlez le tout à une centaine de cacaos, et vous » aurez le roi des chocolats. »

Le musc et l'ambre entrèrent, surtout sous le régent, dans ces sortes de chocolats; l'ambre seul est encore parfois employé et joint à la vanille en quantité imperceptible, il donne à la pâte un parfum suave. C'est ce chocolat dont Brillat-Savarin s'est plu à peindre les qualités avec son charme ordinaire. Nous ne pouvons résister au désir de reproduire cette page du spirituel président : « C'est ici le » vrai lieu de parler des propriétés du chocolat à l'ambre, » propriétés que j'ai vérifiées par un grand nombre d'ex- » périences, et dont je suis tout fier d'offrir le résultat à » mes lecteurs. Or donc, que tout homme qui aura bu » quelques traits de trop à la coupe de la volupté ; que » tout homme qui aura passé à travailler une portion no- » table du temps qu'on doit employer à dormir ; que tout » homme d'esprit qui se sentira temporairement devenir » bête ; que tout homme qui trouvera le temps long, l'air » humide et l'atmosphère difficile à porter ; que tout » homme qui sera tourmenté d'une idée fixe qui lui ôtera » la liberté de penser ; que tous ceux-là, disons-nous, s'ad- » ministrent un bon demi-litre de chocolat ambré, à rai- » son de soixante-quinze grains par demi-kilo, et ils ver- » ront merveilles. Dans ma manière particulière de spéci- » fier les choses, je nomme le chocolat à l'ambre chocolat » des affligés, parce que, dans chacun des divers états » que j'ai désignés, on éprouve je ne sais quel sentiment » qui leur est commun et qui ressemble à de l'affliction. »

Les propriétés de l'ambre gris sont, depuis longtemps, appréciées des Orientaux, qui ne recherchent pas seulement dans cette substance le plus suave des parfums. Amurat III ruina les finances de l'empire ottoman pour suffire à la consommation qu'en exigeait son harem, à une époque où l'ambre était devenu fort rare, et aujourd'hui encore que le sultan est obligé de soumettre le budget de ses plaisirs à la fatale économie inventée par la civilisation occidentale, ce parfum a son chapitre à part dans le livre des dépenses les mieux motivées. Les naturalistes ont douté longtemps de sa véritable origine. C'est une substance bitumineuse, d'un brun grisâtre, assez friable, brûlant avec une vive clarté, plus légère que l'eau, se ramollissant à la chaleur des doigts. On le rencontre sur les bords de la mer, à Madagascar, Sumatra, les Moluques, et parfois sur les côtes de Gascogne. On le considère comme un bézoard ou concrétion morbide formé dans les entrailles du cachalot.

Nous avons dû mentionner ce chocolat pour compléter notre étude, mais l'industrie n'en fabrique que fort peu ; il n'entre pas dans le commerce usuel, qui se borne à vendre du chocolat de santé et des chocolats vanillés. Les recevant sous enveloppes, le consommateur n'a d'autres garanties de leur qualité et de leur composition que la signature et l'estampille du fabricant ; il doit repousser tous ceux, fort nombreux, qu'on vend sous la dénomination de chocolats sans nom, qui ne sont presque toujours que de trompeurs mélanges, et trop souvent de funestes sophistications.

Dès l'origine et suivant en cela la bonne tradition laissée par ses prédécesseurs, la Compagnie Française adopta une marque de fabrique dont elle timbra toutes ses enveloppes et elle grava son nom dans la pâte même de tous ses chocolats, assumant ainsi pleine et entière responsabilité des produits qu'elle livre aux consommateurs ; c'est une garantie donnée par la bonne foi et la loyauté commerciale qui devrait être exigée de chaque fabricant. Nulle raison sérieuse ne peut combattre cette mesure, que réclame impérieusement l'intérêt de la santé publique.

Naguère encore, la fabrication conservait certains chocolats préparés d'après des formules particulières et désignés sous des dénominations spéciales. C'étaient le plus souvent des mélanges de certaines sortes de cacaos rendus plus agréables par un aromate particulier, parfois plus légers ou plus nutritifs par l'adjonction d'une autre substance. La plupart de ces préparations avaient été inventées dans les couvents, où les loisirs de l'existence monacale étaient utilisés par l'exploitation de quelques cordiaux renommés, qui devenaient parfois, comme l'eau des Carmes, une source de fortune pour la communauté. Ces chocolats, portaient ordinairement le nom de leurs inventeurs comme ceux du père Ambroise et du frère Pons, dont nos prédécesseurs nous ont légué la recette. Ces chocolats n'existent plus dans le commerce ordinaire, des communautés religieuses les fournissent encore aux estomacs dévots.

CHAPITRE VII.

Altérations. — Mélanges. — Falsifications du chocolat. — Moyens de les reconnaître.

Soleiman le Grand, dont le nom éveille autant de souvenirs de justice et de gloire dans l'imagination des Orientaux que celui du Salomon biblique lui-même, avait l'habitude de parcourir seul, et caché sous l'humble caftan du derviche, les rues de Constantinople. Il entrait chez les marchands, examinait avec soin les poids et la qualité des denrées qu'il achetait. Si la moindre tromperie sur le prix, le poids, la mesure ou la qualité de la marchandise livrée avait lieu, prompte justice était faite : sur un signe, entrait un chiaoux armé d'un clou et d'un marteau. Le marchand fraudeur était saisi et cloué par l'oreille au poteau de sa porte, de manière que la pointe des pieds touchât seule le sol. Si l'oreille droite se fendait avant le coucher du soleil, on clouait la gauche. Si le marchand montrait des oreilles coupées ou fendues, c'était un incorrigible récidiviste, sa tête payait son dernier méfait.

Certes, nous n'approuvons pas cette justice prompte et trop radicale du cimeterre ; mais si le grand Soleiman visitait les boutiques de Paris, que d'oreilles fendues !

Les sophisticateurs sont la plaie, la honte, la ruine de l'industrie. Alphonse Karr les a souvent sanglés de sa verve railleuse; c'est un honneur pour lui et un service rendu d'avoir, le premier, fortement attiré l'attention sur leurs manœuvres. L'administration les recherche, le conseil d'hygiène les dénonce, le tribunal correctionnel les flétrit. Mais que sont les railleries, la surveillance et la flétrissure contre cet appât d'un gain énorme conquis au risque d'une faible amende et en face de ces circonstances atténuantes : concurrence, cherté de loyers, sottise du vulgaire qui veut le bon marché quand même et n'achète que pour l'étiquette? La falsification est pour le vendeur peu scrupuleux ce que sont les dés pipés aux mains d'un grec : la certitude du gain contre la chance peu certaine d'être découvert. Le bon marché est l'hameçon auquel se prendra toujours l'acheteur.

Il est triste et pénible pour des industriels d'avoir à s'élever contre les fraudes de leur propre industrie, et à les dénoncer au public. Mais nos prix sont les mêmes que ceux de nos confrères les plus anciens, les mieux famés, les plus recommandables; nous ne luttons avec eux que par la qualité des produits, dans le champ d'une loyale concurrence; ils nous sauront gré de dévoiler ces manœuvres honteuses, et se joindront à nous pour les flétrir. En présence d'ailleurs des travaux des Chevallier et des Payen, en face des révélations des conseils d'hygiène de Paris et de Londres, on se sent trop envahi par le péril pour ne pas chercher à le conjurer par tous les moyens possibles.

La commission sanitaire de Londres, expérimentant sur

soixante-dix échantillons de cacaos en poudre ou agglomérés en trochiques, — en Angleterre on consomme peu de chocolat, — désignés la plupart par une dénomination qui indiquait leur qualité supérieure et leur perfection comme celle de chicorée-moka appliquée sur certains paquets d'origine belge, « en trouva, dit M. Payen dans son » *Traité des substances alimentaires*, trente-neuf qui » étaient colorés par l'ocre rouge. Cette falsification, gé- » néralement peu dangereuse sans doute, mais qui ne sau- » rait être permise, est facile à découvrir : il suffit d'inci- » nérer complétement un échantillon. Le cacao naturel » donne des cendres d'un blanc grisâtre, tandis que s'il est » mêlé d'ocre il donne des cendres de couleur orangée » rougeâtre. On peut en constater la proportion en déter- » minant le poids des cendres.

» Le plus grand nombre des mêmes cacaos essayés (48 » sur 56) contenaient des fécules de pommes de terre, de » canna gigantea ou de maranta arundinacea et des fa- » rines de blé ou d'orge. Il a été facile de découvrir cette » fraude, car sous le microscope les fécules étrangères au » cacao sont en grains, ayant des formes caractéristiques ; » on les voit d'ailleurs hors des cellules, au tissu de l'a- » mande de cacao, et elles ont des dimensions linéaires de » quatre à douze fois plus grandes que l'amidon naturel du » cacao. Les proportions des fécules ou des farines ajoutées » se sont trouvées de 5 à 50 p. 0/0.

» Ces mélanges, ajoute M. Payen, sont, dit-on, utiles » pour donner au cacao la qualité d'épaissir lorsqu'on le » soumet à la coction dans l'eau ou le lait. Cela est pos- » sible, mais pour leur enlever le caractère de fraude il

» conviendrait de vendre des préparations indiquant les » substances qu'elles contiennent, autrement on laissera » croire que le principal but du mélange est d'augmenter » le poids à l'aide d'un produit moins cher que le cacao, » et par conséquent d'accroître le bénéfice du vendeur en » trompant l'acheteur. »

Le même examen des cacaos saisis en France a amené des résultats presque les mêmes, quelques-unes de ces poudres les plus vantées n'étaient que des résidus de cacaos complétement épuisés et auxquels on avait mêlé les coques. Le beurre de cacao soustrait était remplacé par des matières grasses à bon marché. On peut reconnaître cette poudre en étendant du cacao pulvérisé en couche mince sur une assiette et en le tenant dans un endroit chaud; les corps gras étrangers acquièrent alors une rancidité qui trahit leur présence à l'odorat et au goût. En les traitant par l'éther on reconnaît la fraude d'une manière plus sûre et plus scientifique.

Ces mélanges de fécules et de farines sont ordinaires dans les chocolats à bon marché. C'est le seul moyen de supporter les prix auxquels on les livre. Lorsqu'ils consistent simplement en mélanges de farines ou de fécules de bonne qualité, et n'excèdent pas certaines proportions, ils ne constituent une fraude coupable qu'autant qu'ils ne sont pas annoncés sur l'étiquette, mais simplement vendus sous le nom de chocolat. On les reconnaît facilement à la cuisson par la consistance qu'ils prennent, et l'examen microscopique peut déterminer la quantité et la nature des fécules mêlées. On emploie, surtout en France, les fécules de pommes de terre, de châtaignes et de maïs, les farines de fèves, de lentilles et le plus souvent de blé; rarement les fécules de provenance exotique, à cause de leur haut prix.

La facilité avec laquelle ces mélanges se dénoncent à la cuisson fait préférer les farines avariées qui épaississent moins, et a suggéré l'idée de les soumettre à une légère torréfaction ou de les convertir en dextrine. Ainsi préparées, ces fécules étant complétement solubles dans l'eau, le chocolat qu'elles falsifient n'épaissit pas. Pour reconnaître la présence de la dextrine, il faut pulvériser le chocolat, le dissoudre dans dix fois son poids d'eau, filtrer le mélange et verser sur le liquide filtré quelques gouttes de solution d'iode. S'il contient de la dextrine, le liquide prendra une couleur violette, et restera légèrement jaunâtre s'il est pur.

L'emploi de la solution d'iode peut, par la coloration, dénoncer la présence de toutes les fécules; mais c'est là un moyen d'un emploi délicat, à cause de la quantité d'amidon qui entre dans la composition naturelle du cacao. Les chocolats les plus purs, ceux surtout qui contiennent une grande quantité de grains provenant de la Trinité, peuvent, traités par l'iode, fournir la même coloration. Il vaut mieux, pour être plus scientifiquement sûr, employer en ce cas l'examen microscopique, qui, habilement fait, ne trompe jamais. Un fait personnel nous engage à insister sur ce point. Un pharmacien justement renommé, que nous avons l'honneur de fournir, voulant avec raison s'assurer de la composition des chocolats qu'il livre à ses clients, les soumit à l'analyse. En traitant par l'iode une des meilleures qualités que nous lui ayons livrées, il obtint une coloration intense qui lui fit croire à la présence frauduleuse de l'amidon, et nous fit appeler. Nous n'eûmes d'autres moyens de détruire sa méfiance qu'en le faisant opérer sur des grains de cacao trinitad qui n'avaient encore subi aucune préparation. Il obtint la même intensité de couleur, et une analyse plus exacte et plus minutieuse lui démontra que le chocolat soupçonné était composé d'un choix de cacao de la Trinité et de sucre.

L'adjonction des graines oléagineuses est aujourd'hui presque aussi ordinaire et plus redoutable que celle des fécules.

Des amandes, caramélisées dans la torréfaction, mêlées au cacao, lui permettent de prendre une plus grande quantité de sucre, et donnent au chocolat un goût agréable d'abord, qui change vite en une rancidité caractéristique.

L'arachide sert, en Espagne et dans nos départements du midi, à composer des chocolats populaires : presque tous ceux qui nous parvenaient des Pyrénées, et qui sont vantés sous différents noms, en contiennent. Comme cette graine, qui renferme jusqu'à quatre-vingt pour cent de substance oléagineuse, serait d'une trituration difficile, on l'épuise en partie pour la fabrication de l'huile, et on emploie les tourteaux à falsifier le chocolat. Un goût d'une rancidité particulière, la décomposition facilement produite par l'ebullition qui fait surnager les parties huileuses, la pulpe qui se dépose au fond du vase, font reconnaître sa présence.

D'autres tourteaux oléagineux, ceux du lin et de l'œillette, ont été employés ; le goût, à défaut d'autre moyen explorateur, suffit pour faire rejeter les chocolats qu'ils produisent.

Pour faciliter l'emploi des cacaos épuisés, des coques, des détritus mêlés de germes ou le mélange des fécules, on se sert parfois de substances grasses, soit végétales soit animales. L'odeur de fromage décèle les graisses animales, la rancidité celle des huiles. Si l'on veut reconnaître la nature de chacune d'elles, il faut se rappeler que les huiles se maintiennent fluides à la température ordinaire, et que chaque corps gras entre en fusion à un degré déterminé : le beurre de cacao est fusible de vingt-quatre à vingt-six degrés, suivant la nature et la proportion du mélange. La fusion arrivera au contraire au-dessous de vingt-quatre degrés lorsqu'il y aura fraude avec l'huile.

L'emploi des coques, des détritus et des germes pulvérisés par de puissantes machines, vient, suivant certains fabricants, heureusement diminuer le prix de revient du chocolat; après l'ébullition, en laissant refroidir, on les retrouve en précipité au fond de la tasse. On retrouve de même les poussières, les parcelles terreuses qui proviennent de l'emploi de sucres mal épurés ou de cacaos mal nettoyés et mal mondés. On peut alors les recueillir et déterminer leur nature à l'aide des réactifs.

Le storax, le benjoin s'emploient pour remplacer la vanille dans les chocolats qui devraient contenir cet aromate. L'odeur balsamique qu'ils exhalent en brûlant décèle cette falsification aux odorats les moins exercés.

La liste des falsifications et des fraudes serait encore longue; nous avons dû nous borner à dévoiler les plus usuelles. Il en reste une, la plus commune, la moins saisissable et peut-être la plus funeste : celle qui naît de la fabrication des chocolats avec des cacaos avariés ou de rebut. Un goût de suif, une saveur amère, marinée ou de moisi les trahit parfois ; mais le plus souvent on masque ces désagréables odeurs par un habile mélange de guayaquil et d'aromates, et on les livre aux crèmeries populaires où, pour quelques sous, on offre aux ouvriers une tasse de chocolat détestable, mais qui ne répugne pas plus qu'un autre aliment à leur goût, fait aux nourritures insipides et aux assaisonnements grossièrement relevés, et qui, pur de tout mélange étranger, ne redoute aucune des investigations des hommes chargés de veiller à la santé publique.

C'est surtout en étudiant ces honteuses sophistications qu'on applaudit et qu'on apprécie mieux la haute portée du décret qui a inauguré le dégrèvement des denrées de grande consommation. Le seul moyen de mettre un frein à la fraude et aux falsifications, c'est, en effet, de les rendre inutiles à leurs auteurs, en amenant les substances qu'ils imitent à un prix qui ne laisse plus un salaire suffisant à leurs manœuvres. Mais, avant tout, il faudrait que la crédulité publique n'aille pas au-devant de ces tromperies et comme les sollicitant ; elles ont été assez souvent dénoncées pour que chacun s'arme aujourd'hui d'une juste défiance, qu'il exerce lui-même un rigoureux et facile contrôle sur la marchandise qu'on lui livre, et ses refus, son exemple bientôt suivis auront une influence plus grande sur les vendeurs les plus retors que l'appréhension des lois, d'ailleurs trop indulgentes.

CHAPITRE VIII

Description botanique et culture de l'arbre à thé

Le nom de *thea sinensis* (1) a été donné par les botanistes à l'arbuste originaire de la Chine, dont les feuilles — un des produits végétaux alimentaires les plus remarquables par la suavité de son arome — fournissent toutes les variétés de thé qu'on trouve dans le commerce sous différents noms.

Le thé — en langue mandarine tscha, en japonais tsjeo —croît naturellement en Chine, où son usage et sa culture semblent remonter aux origines si reculées de ces peuples. Il fut transporté au Japon, probablement lors de la conquête de cet empire par les anciennes dynasties des Mings.

(1) Les pharmacopées renferment une longue liste de plantes aromatiques médicinales comprises sous cette dénomination générique : Thé. On peut en compter jusqu'à cinquante sans arriver à un catalogue complet. Elles croissent sous toutes les latitudes, dans tous les pays du monde, depuis les sommets glacés des Alpes, — où les marchands de vulnéraires récoltent quelques-unes des nombreuses espèces qui composent le Valtranck (thé suisse), — jusque dans les régions tropicales, où le thé du Paraguay guérit de tous les maux et où le thé des Albaches procure aux naturels l'ivresse et les hallucinations de l'opium. — En France, plusieurs simples d'un usage populaire ont reçu, dans quelques provinces, le nom de thé. Aucune de ces espèces n'a un caractère alimentaire. Nous ne les mentionnerons point. Nous ne nous occuperons même pas de la feuille du chêne qu'un industriel gascon était parvenu à faire recevoir à l'Exposition universelle, sous le nom de : Thé populaire.

Il y croît depuis un temps immémorial comme dans son pays natal. D'autres essais d'acclimatation, faits en grand dans le Brésil, et par les Anglais dans le haut Hassam, ont parfaitement réussi : aujourd'hui, le thé de ces deux provenances entre pour une large part dans la consommation ; mais par sa qualité reste inférieur à celui récolté sur les vieux coteaux de la Chine ou dans les plantations japonaises.

L'arbre à thé a été classé dans la famille des aurientiacées par de Jussieu ; Decandolle le fit entrer dans la tribu des camelliées, dans laquelle l'ont maintenu M. Mirbel et la plupart des botanistes actuels. C'est un arbuste toujours vert, d'une crue lente et longue ; sa hauteur varie de 1m,50 à 8 et 10 mètres, et il n'atteint son entier développement qu'au bout de six ou huit années.

Ses feuilles alternes, portées sur de très courts pétioles, sont d'un vert intense, elliptiques, aiguës, dentées, longues de six à dix centimètres, larges de vingt-cinq à trente millimètres, flexibles, molles, rougeâtres, transparentes et assez douces au goût quand elles sont jeunes ; elles deviennent, en vieillissant, amères, dures et cassantes. Elles constituent le principal et presque le seul produit de l'arbre, mais ce produit est la plus riche des récoltes pour celui qui les cultive, et il fournit la boisson aromatique la plus salutaire à l'alimentation des peuples. Bien, en effet, que l'odeur de ces feuilles soit faible, leur examen microscopique fait découvrir des glandes contenant une huile essentielle dont le puissant arome se développe par les préparations qu'on leur fait subir avant de les livrer au commerce sous le nom de thé vert ou de thé noir.

Les fleurs ont quelque analogie avec nos roses sauvages. Elles croissent solitaires ou réunies en petits faisceaux à l'aisselle des feuilles supérieures, sur des pédoncules très courts et un peu épars. Leur calice monopétale a cinq divisions obtuses ; la corolle se compose de trois, six à neuf pétales arrondis et étalés ; les étamines sont parfois au nombre de plus de deux cents. Ces fleurs continuent de pousser très tard dans l'hiver. Elles piquent, suivant Kampfer, très vivement la langue, et ne peuvent être prises ni en infusion ni autrement.

L'ovaire, d'une forme triangulaire, arrondi et surmonté d'un style partagé en trois stigmates filiformes, devient une capsule à trois loges rondes, renfermant chacune une graine de la grosseur d'une noisette, qui donne une huile dont les Chinois se servent pour l'éclairage et la cuisine, mais qui paraît fort désagréable et excite des nausées aux Européens.

Le bois, dur, fibreux, d'un vert très pâle, exhale une mauvaise odeur quand il est frais. Il est recouvert d'une mince écorce, très adhérente, couleur marron cendré sur la tige, nuancé de vert à l'extrémité des branches ; sa racine noire, ligneuse et divisée, ressemble à celle du pêcher.

La division si profonde qui existe entre les thés noirs et les thés verts, les différences d'aspect de forme et de goût qui caractérisent les diverses espèces avaient d'abord fait penser qu'il existait de nombreuses variétés d'arbres à thé, ou tout au moins deux espèces parfaitement déterminées : celle qui produit les thés verts et celle qui donne les thés noirs.

Des observations nombreuses, plus récentes et mieux

faites, ont prouvé qu'un seul arbre fournissait toutes les variétés de thés, que la couleur et les qualités des différentes sortes que distingue le commerce sont dues en entier à l'époque de la cueillette et aux différents modes de préparation que subissent les feuilles. On doit, du reste, appliquer au thé ce que nous avons dit des effets de la culture, du sol, de l'exposition de terrain sur le cacaoyer. Le recépage, qui multiplie et agrandit les feuilles de l'arbre à thé, influe sur leur qualité; elles demandent au sol leur nourriture, au soleil leur arome, et, comme la vigne, elles varient de province en province, de canton en canton; comme la vigne aussi, le thé se plaît à recevoir, sur le versant des coteaux, les premiers rayons du soleil levant; il préfère les contrées montagneuses aux fonds plus riches de la plaine; il redoute les chaleurs et les froids extrêmes, et ne vit bien que dans des zones tempérées, entre le 23e et 35e degré de latitude.

Nulle part, peut-être, mieux qu'en Chine on ne voit la domination de l'homme sur la nature. Ce peuple, amoureux du bizarre, dont le génie merveilleusement inventif ne semble faire une découverte nouvelle que pour l'enfouir aussitôt dans les pratiques d'une éternelle routine, et ne comprend le beau que mêlé au burlesque; qui met dans ses jardins, sous la garde du dragon céleste et du crapaud, signe de mystérieuse fécondité, l'arbre le plus puissant rabougri en insignifiant arbuste, où la fougère devenue par ses soins la rivale du chêne, a su porter l'agriculture à un degré de perfectionnement qui émerveillait naguère nos soldats, lorsque, vainqueurs au pas de course, ils arrivaient à Pékin à travers les champs les plus féconds, les vergers les mieux peuplés, les plantations les plus riches qu'aient su créer la main et l'intelligence humaines. Tous les fruits de l'Europe et de l'Asie mûrissent dans le Céleste-Empire, et chaque parcelle de terre consacrée au genre de production qui lui est propre, étale une vigoureuse fertilité, qui ne peut cependant suffire à une population trop nombreuse et toujours foulée par le despotisme mandarin.

Après avoir découvert les propriétés de la feuille du thé, les Chinois ont multiplié à l'infini l'arbre qui la produit, et ils ont su suppléer à l'uniformité trop grande de la production naturelle en lui donnant cent qualités différentes par une préparation qui est devenue un dogme. Certains procédés ne se transmettent, depuis des siècles, qu'à des initiés, opiniâtres gardiens de secrets que toute la perspicacité et la persévérance anglaises n'ont pu encore leur arracher d'une manière complète.

Quoique l'arbuste croisse naturellement dans toutes les provinces, et atteigne sans soins son développement le plus grand, ce n'est que par la culture qu'on peut en tirer des produits exquis et abondants. Pour les plantations, on choisit un terrain un peu en pente, léger, sans être pierreux, bien exposé, dans une température moyenne et autant que possible dans le voisinage d'une eau courante, qui permette un facile arrosage; après avoir sarclé et profondément remué, on dispose dans des fosses d'un quart de mètre de profondeur, creusées à deux mètres environ l'une de l'autre, de six à dix graines, qu'on recouvre d'un engrais approprié et on comble de terre, sans trop la tasser. Le semis doit être arrosé avec le plus grand soin. S'il est fait sur le haut de collines privées d'eau, d'ingénieux appareils y amènent la quantité d'eau nécessaire pour y entretenir une humidité convenable, et parfois on l'y apporte à dos d'homme. La graine doit être employée à l'instant même de sa maturité, en janvier ou février; si on la conserve, son huile rancit et le germe meurt. Une à peine sur dix de celles qu'on dépose dans le sol, répond aux soins de la culture; aussi n'est-ce que dans un petit nombre de provinces qu'on pratique ces semis. On se sert presque partout des plants qui poussent naturellement aux environs des pieds, ou des rejetons qui naissent des racines.

Semé ou planté, l'arbuste donne à trois ans sa première récolte, et trois ou quatre fois par an, il sera désormais dépouillé de ses feuilles. Ces cueillettes si souvent répétées, épuisant sa séve, arrêtent en partie sa croissance. On a soin, d'ailleurs, de couper souvent ses branches supérieures, pour l'empêcher d'acquérir une hauteur qui rendrait la récolte difficile. Lorsque ses rameaux ne croissent pas d'une manière assez touffue, on opère le recépage de sept à dix ans, parfois au niveau du sol, et on le pratique encore lorsque, le tronc devenu trop vieux, on veut obtenir de ses racines de plus vigoureux rejetons. Une plantation bien entretenue, convenablement amendée et en bonne exposition, peut ainsi durer de trente à quarante ans. Chaque arbuste donne de 3 à 4 livres de thé par an.

Les Brésiliens et les Anglais, dans leur établissement du Haut-Hassam, emploient à peu près la méthode de culture que nous venons de décrire; le Japon a une manière différente de le cultiver, il n'affecte à ses plantations ni enclos ni jardins particuliers. Tous les champs y sont bordés d'une haie d'arbres à thé, disposés de manière que leur ombre ne nuise pas aux moissons. On se borne à protéger le plant, quand il est encore jeune, contre les mauvaises herbes, et, à trois ans, on commence la récolte, qui se fait comme en Chine, trois ou quatre fois par an. Jusqu'à dix ans, l'arbuste n'a atteint qu'une hauteur d'un à deux mètres et ne donne que peu de feuilles, on le recèpe alors, jusqu'au collet; de nombreux et vigoureux rejetons repoussent aussitôt et donnent pendant une assez longue période d'abondantes récoltes.

De nombreuses tentatives ont été faites pour transporter l'arbre à thé en Europe. Après plusieurs essais infructueux, Linnée conseilla de mettre les graines fraîches dans des vases remplis de terre, et par cette méthode on a pu avoir en Europe des plants nombreux, sans qu'il ait été, jusqu'ici possible d'espérer des résultats industriels de son acclimatation, plus facile dans le nord que dans le midi de la France.

Au Brésil et dans les Indes, des plantations tous les jours plus nombreuses sont exploitées avec soin. Les Anglais ont cherché à pratiquer dans leurs établissements du Haut-Hassam, les méthodes de culture et de préparation les plus vantées en Chine, et ils peuvent déjà en tirer une grande partie des thés qu'ils consomment. Toutefois, soit que cela tienne au sol, soit que cela provienne d'un mode de préparation défectueux, les thés qu'on y récolte n'égalent, ni par la suavité, ni par la richesse de leurs aromes, ceux qui nous arrivent du Japon, et surtout du Céleste-Empire.

Le thé doit, d'ailleurs, la plupart de ses qualités, aux préparations qu'il subit, et le secret de ces préparations n'a jamais été complétement livré. Les procédés que nous allons décrire sont seuls connus d'une manière générale des Européens. Les Chinois ont su cacher à l'œil indiscret des barbares leurs manipulations les plus délicates; ils ne leur ont jamais appris par le mélange de quelles fleurs ou de quels parfums ils augmentaient l'action et variaient à l'infini la saveur et la suavité des feuilles, peut-être peu aromatiques par elles-mêmes. En torréfiant des feuilles cueillies sur un de ces arbres à thé, communs aujourd'hui, grâce aux efforts d'un horticulteur habile, dans nos jardins, on obtient un thé aussi bon que ceux d'espèce ordinaire venus du Brésil ou du Hassam, mais qui n'approche pas des plus médiocres qualités que nous livre le haniste le plus menteur de Canton ou de Chang-haï. Restons glorieux de nos vins et n'envions ni à l'Amérique ni à la Chine les arbres dont les productions aromatiques font leur bien-être et leur fortune; notre industrie, stimulée d'ailleurs par les horizons que lui ouvre l'ère nouvelle de la liberté commerciale, saura créer des richesses assez grandes pour payer les trésors que nos besoins ou notre luxe demanderont au monde entier.

CHAPITRE IX.

Récolte du thé. — Torréfaction et enroulement des feuilles. — Thé vert et thé noir. — Différentes variétés de ces deux sortes. — Leurs qualités.

Le soleil, dont la chaleur bienfaisante semble aire éclore les saveurs aromatiques sous l'écorce des fruits, donne à la feuille de thé ses qualités les plus précieuses. Celles qui ont tristement poussé à l'ombre renferment des arômes moins riches et sont d'une moindre venue que celles qu'il a constamment caressées de ses rayons. « Le thé, » dit M. Bruce, qui se fait avec les feuilles poussées à » l'ombre est notablement inférieur à celui dont les feuil» les ont réfléchi les rayons du soleil. » Outre cette première distinction, qui équivaut pour le thé à celles de nos différents crus pour le vin, il en est une bien plus grande, provenant de la récolte et de la préparation des feuilles.

Elle divise les thés en deux classes principales : les thés verts et les thés noirs.

Lorsqu'aux premiers souffles du printemps les jeunes feuilles impatientes des premiers rayons du soleil font éclater l'enveloppe soyeuse qui les protégeait contre les froidures de l'hiver, c'est fête en Chine; la vie renaît dans les champs, la récolte du thé va commencer.

Les quatre premiers jours d'avril ont été consacrés aux

dieux protecteurs de l'agriculture ; les parfums ont brûlé dans les pagodes et le Tsechée a constamment rempli les tasses déposées sur l'autel de la famille, où une dévotion attentive entretient le feu mystérieux qui fait combattre l'armée étincelante des génies sur la cendre des papiers livrés aux flammes. Le cinquième jour, le Chin-Ming, un soleil radieux s'élève à l'horizon. Avant que ses premières ardeurs aient dévoré les perles irisées que la nuit a suspendues aux jeunes bourgeons, la cueillette commence. De nombreux moissonneurs envahissent les plantations. Chacun porte à la hauteur de la ceinture une corbeille suspendue au cou par une large courroie. D'une main ils tiennent la branche et de l'autre ils arrachent les feuilles une à une, en ayant soin d'en laisser une légère partie adhérente aux petioles, afin que de nouveaux rejetons puissent pousser. Ce premier choix sert à la fabrication du thé vert ; la cueillette en est lente. Celle du thé noir marche avec une merveilleuse rapidité ; l'œil du spectateur a de la peine à suivre sa marche et à distinguer les feuilles cueillies. L'ouvrier les récolte des deux mains, en se servant du pouce et de l'index ; il les recueille dans la paume de sa main et les jette, quand elle est pleine, dans un panier placé au pied de l'arbre. Des mains voltigent à droite et à gauche dans les branches, un frôlement, un bruit continu, semblable au travail des insectes creusant leurs galeries, se fait entendre ; on veut s'expliquer sa régularité monotone, mais l'arbre est dépouillé ; il recommence ailleurs. Un ouvrier habile ramasse jusqu'à quinze livres de feuilles par jour.

Suivant quelques voyageurs, les Chinois savent dresser

des singes à faire la récolte sur les arbres à thé qui croissent dans les endroits escarpés (1).

Nous sommes d'autant plus portés à douter de la véracité de ce fait, que la Chine ne possède aucun individu de la race simiane; les magots du pays rendant sans doute leur présence inutile.

Au Japon, une montagne voisine d'Udsi est renommée par la qualité de ses produits. Une double ceinture de haies et de fossés la protége. Les arbres qui y croissent sont destinés à produire le thé qui servira aux deux empereurs. Des gardiens veillent jour et nuit à ce qu'aucun accident ne leur arrive ; les protégent contre l'attaque des insectes et les préservent de toute macule. La récolte est faite par de jeunes adolescents, âgés de moins de quinze ans et purs de toute souillure ; ils s'abstiennent de tout aliment qui pourrait altérer la douceur de leur haleine, et portent des gants, de peur d'impressionner par le contact de leurs doigts la feuille délicate.

Le thé destiné à la table de l'empereur du Céleste-Empire n'est pas récolté avec moins de précaution sur la montagne où, depuis les premiers âges, s'épanouissent les bourgeons qui doivent distiller les aromes dignes du cousin du soleil. De jeunes vierges sont, d'après Schort, Stauton, etc., jugées seules assez pures pour cueillir les feuilles qui fourniront la divine liqueur chantée par l'empereur poëte.

Lors de cette première récolte, les feuilles pour le thé

(1) Il est incontestable, d'après les témoignages des historiens et de nombreuses peintures et inscriptions hiéroglyphiques découvertes en Égypte, que les anciens Égyptiens dressaient ces adroits, mais fantasques et malicieux quadrumanes, à la récolte des fruits.

noir ne sont encore qu'en bourgeons. Les bourgeons cueillis sur les plus hautes branches fournissent le bysson; les feuilles les plus délicates, soigneusement roulées en globules, composeront le *poudre à canon*. Celles qui sont encore recouvertes d'un léger duvet, fournissent le *pekoë à pointes blanches*, que l'arbre ne produit que jusqu'à l'âge de six ans. Quelques jours après cette première cueillette a lieu la récolte du *pekoë noir*.

Dans le mois de mai, les feuilles poussées depuis la première récolte, ayant atteint leur croissance, donnent le thé *souchong*. La troisième récolte a lieu vers la fin de juin et produit le *congo*. On donne le nom de *bohea* au thé tiré des dernières et plus mauvaises récoltes, composé des feuilles les plus vieilles et les plus coriaces. « Les » cueilles se succèdent trois fois par an, dit M. Bruce, de » vingt en vingt jours, parce que, après chaque récolte, » l'arbre pousse de nouveaux bourgeons et de nouvelles » feuilles. Plus les récoltes sont rapprochées, c'est-à-dire » plus les feuilles sont cueillies tendres et jeunes, plus le » thé est estimé. La première récolte printanière vaut » mieux que la seconde, et ainsi de suite. »

Au Brésil, la récolte, faite ordinairement par des femmes ou des enfants nègres, est régularisée de manière que les feuilles ont poussé sur les plants les plus anciennement dépouillés au moment où l'on achève la défoliation des derniers. On fait la même distinction qu'en Chine entre les qualités de thé produits par les feuilles d'un développement plus ou moins avancé.

La torréfaction que le thé, comme le cacao et le café, doit subir pour développer entièrement ses principes aromatiques, va encore trancher d'une manière plus profonde ces distinctions établies par la récolte entre les différentes qualités de thé. C'est l'opération la plus importante de l'art de préparer le thé, elle est dirigée par des ouvriers habiles qui seuls en connaissent tous les procédés.

Elle doit commencer le jour même de la récolte des feuilles, quelques heures de retard suffisant pour que la fermentation s'établisse dans la masse, qu'elles s'échauffent et perdent leur parfum. Plongées d'abord dans l'eau bouillante pendant une minute, les feuilles sont égouttées, puis jetées sur des plaques ou plutôt des bassins en fonte chauffés par des fourneaux en maçonnerie, et vivement remuées avec la main. Au bout de quelques minutes, elles sont retirées, étendues sur des nattes et malaxées avec la paume de la main, en faisant jouer l'éventail pour les refroidir; pressées en tout sens, en forme de boule, enroulées et rendues au torréfacteur, qui recommence son opération jusqu'à ce qu'à la couleur des feuilles, à la liqueur visqueuse qu'elles rendent, on reconnaisse que la coction est parfaite; puis on les roule une à une en leur donnant différentes formes, suivant les espèces, et la dessiccation commence. Elle a lieu lentement, à l'aide de plusieurs fourneaux diversement chauffés, et, lorsqu'elle est amenée à bonne fin, on procède au triage, qui n'a jamais lieu avant la torréfaction.

Ces différentes manipulations sont longues, délicates, douloureuses et souvent fort dangereuses pour ceux qui les opèrent, exposés à fouler sans cesse des plaques chauffées au rouge, les mains corrodées par des brûlures qu'envenime la liqueur visqueuse que suinte la feuille, obligés de se protéger par une serviette imbibée d'essence contre les âcres et délétères émanations qui s'exhalent du thé encore vert au contact de la plaque brûlante. Notre cadre est trop restreint pour nous permettre d'entrer dans la description détaillée ; plusieurs de ces manipulations, nous le répétons, sont encore complètement inconnues des Européens ; et si le canon qui nous a ouvert les portes de Pékin ne nous a pas livré de plein droit tous les secrets de la Chine, ils resteront encore longtemps l'apanage des préparateurs de Thisée, thé sacré réservé aux cérémonies religieuses, dont la fabrication est si longue et si compliquée, qu'un torréfacteur émérite, ayant conquis le bouton d'or dans les laboratoires impériaux, pourrait seul les énumérer et les décrire.

La torréfaction moins complète et la dessication des thés verts exigent encore de plus minutieuses et de plus délicates opérations que la préparation du thé noir. Et à côté de tous ces détails, les procédés de fabrication les plus importants sont complétement inconnus.

Il est prouvé par l'examen le plus minutieux et le plus attentif que les Chinois aromatisent la feuille de thé à l'aide de fleurs et de plantes étrangères ; on a reconnu la présence des fleurs de l'olivier odorant, du canelier, de l'oranger, du jasmin d'Arabie, du magnolia, de l'anis étoilé, et d'autres parfums lui cèdent leurs aromes, trop subtils pour être saisis par les investigations de la science ; mais à quel moment, par quels procédés la fabrication mêle-t-elle ses aromes ? Si un avenir prochain nous livre ce secret, peut-être les thés du Brésil et d'Hassam pourront-ils rivaliser avec les productions chinoises.

Une mixtion de sulfate de chaux et d'indigo sert à donner au thé vert une teinte uniforme; elle doit être employée à la dernière cuisson et en quantité fort minime; c'est la seule matière colorante dont la présence ne trahira pas une sophistication.

Après leur préparation, les thés reçoivent un emballage en rapport avec leur qualité, et on les conserve en magasin jusqu'à ce que le temps leur ayant fait perdre les propriétés narcotiques qu'ils possèdent étant jeunes, ils soient livrés au commerce et nous arrivent sous les différentes dénominations que leur ont données les hanistes.

On classe les différentes espèces de thés verts et noirs suivant leur finesse et la richesse de leurs aromes. Le goût qui préside à cette classification a été, ici comme pour le cacao, un guide sûr pour l'estomac. La science a démontré que les thés les plus agréables au palais du gourmet sont aussi les plus riches en principes assimilables. Les thés verts choisis, torréfiés et perlés avec plus de soins que les autres, sont supérieurs aux noirs en richesses aromatiques et en finesse. On en reconnaissait différentes qualités : 1° l'hysson; 2° l'hysson júnior; 3° le schoulang; 4° le skin; 5° le poudre à canon; 6° l'impérial; 7° le tonkay.

Le thé *hysson* ou *hé-chun* — l'heureuse fleur du printemps — récolté le Chin-Ming, est le plus estimé. Sa feuille longue, étroite, charnue, tournée en spirale est recouverte de duvet; il est très lourd, facile à briser, sa couleur est d'un vert argent, son goût, comme celui des thés verts, est un peu âcre, mais il parfume l'eau d'une odeur agréable; sa feuille s'ouvre entièrement si l'on accorde à son infusion un temps suffisant; il abandonne près de 48 pour 100 de principes solubles.

Le *hysson junior* ou *yutsson*, avant la pluie, dont le goût exquis est accompagné du parfum de la violette, est fort rare. Formé de petites feuilles jaunes, choisies et cueillies avant la pluie, il contient jusqu'à 52 p. 0/0 de matière soluble.

L'*hysson schoulang* a un goût étrange, qu'il doit, suivant Letteroy, à la fleur de l'olivier odorant; il ne se prépare que dans quelques cantons et est peu connu dans le commerce; il abandonne 46 p 0/0 à l'infusion.

L'*hysson skin*, ou de rebut, est formé des détritus de toutes les feuilles de l'hysson qui ne pourraient entrer dans les premières qualités. Comme sans doute il ne subit après le triage aucune autre préparation ni aucune addition de parfum, il a un goût ferrugineux, et est vendu à vil prix aux gens des ports; il donne 43 p. 0/0 de matières solubles.

Le thé *poudre à canon*, que les Chinois nomment thé *perlé chou-cha*, se divise en deux sortes : le thé poudre à canon ordinaire et le *thé impérial*. Ils sont l'un et l'autre formés par des triages de l'hysson, et fortement roulés en forme de graines rondes, ce qui leur a valu leur nom générique. Le thé impérial, qui n'a rien de commun avec celui cueilli par de jeunes vierges dans les jardins de l'empereur, est formé de grains plus menus et mieux formés que le *poudre à canon*. Ces thés sont très lourds, d'un vert plus foncé que l'hysson, parfois argentés. Leurs globules doivent être réguliers et sans poussière. Ils communiquent à l'eau une belle teinte vert doré lorsque leur infusion est complète, et lui abandonnent lentement près de 52 pour 100 de matières solubles.

Le *tonkay*, thé du ruisseau, est le bohéa des thés verts, c'est la dernière récolte de la saison. Il forme plus des deux tiers des importations de thés verts par le commerce anglais, qui le mêle à d'autres sortes auxquelles il communique souvent un goût de marée. Il ne possède que 43 p. 0/0 de principes solubles.

En classant les thés verts au premier rang, nous avons été contre l'opinion ordinaire, qui leur préfère les thés noirs à cause de leur douceur et de leurs propriétés moins excitantes. Mais ces qualités négatives, les thés noirs ne les possèdent que parce qu'ils ont perdu une partie de leur richesse aromatique. Dans tout bon mélange, l'hysson ou l'impérial doit communiquer aux thés noirs le montant qui leur manque. On divise ces derniers en cinq sortes principales : 1° le pekoë ; 2° le congo ; 3° le souchong ; 4° le pouchong ; 5° le bohéa.

Le *pekoë* comprend plusieurs sortes ; le *pak-ho* ou duvet blanc, le plus fin et le plus aromatisé des thés noirs, est surtout consommé en Russie et fort apprécié en France. Les Anglais l'emploient très peu ; ils en mélangent une petite quantité à d'autres thés noirs pour les parfumer. Il est formé par la première récolte de l'arbuste, parfumé avec l'olivier odorant, et communique à l'infusion un goût de noisette franche. Deux autres sortes de pekoë bien moins prisées, le pekoë orange et le pekoë noir, viennent encore de Chine. Hassam produit aussi un pekoë qui n'a d'autre rapport avec le duvet blanc du Céleste-Empire que la ressemblance de la forme qu'on parvient à lui donner. Le premier qui abandonne 48 p. 0/0 de matières solubles, possède un délicieux parfum; le second ne donne que 34 p. 0/0 et n'a point de bouquet.

Le *congo* forme la base de la consommation journalière de la Chine, qui le nomme assiduité, persévérance. En Russie, on lui a donné l'heureuse dénomination de thé de famille. Ce thé se récolte immédiatement après le pekoë, sur les arbres âgés de plus de dix ans. Ses feuilles sont menues, courtes, d'un noir grisâtre; il est plein de saveur et abandonne à l'infusion, avec 45 p. 0/0 de matières solubles, une amertume et un goût des plus agréables.

Le *souchong* jouit parmi les Chinois, qui l'ont appelé *sorte petite et rare*, d'une grande réputation. Sa feuille, plus large que celle du congo, est mince et souvent brisée. Les Français préfèrent avec raison son mélange avec le pekoë. Il contient 46 pour 100 de parties solubles.

Le *pouchong*, fort estimé des jésuites, qui lui valurent son nom de podrea, thé des Pères, a une finesse d'arome très digne en effet d'être appréciée par ces connaisseurs en toutes choses. Il ne contient que 40 p. 0/0 de matières solubles, et sa légèreté exige qu'on en mette une plus forte quantité que des autres sortes.

Le thé *bohéa* tire son nom d'une rangée de collines très renommées de la province de Tokien, où il se récolte. On désignait autrefois sous ce nom tous les thés noirs; aujourd'hui on ne l'applique qu'au plus commun, au meilleur marché, au plus discrédité de tous. Il se fabrique avec des feuilles de tous les arbres, auxquelles on mêle, en médiocre quantité, des feuilles de véritable thé. Il se vend à Canton; son bas prix lui ouvre les marchés d'Europe. Il

9.

orme, avec les coques de cacao, la base des boissons des populations pauvres de l'Angleterre et de la Hollande. Il est heureusement à peine connu en France. On a dit parfois qu'il ne parvenait pas en Europe une caisse de thé qui n'eût passé dans la théière des mandarins. Cela est évidemment faux pour les thés fins de provenance certaine, mais nous n'oserions affirmer qu'on n'utilise pas les feuilles recueillies dans les cuisines du Céleste-Empire pour la composition des thés bohéa.

Dans l'énumération de ces différentes espèces de thés, nous en avons omis beaucoup de secondaires ; rarement on se sert, pour les infusions, d'une seule sorte ; on cherche, comme dans le cacao, à compléter les qualités de l'une par les propriétés d'une autre. Le hysson, à la saveur pénétrante, s'associe en petite quantité au souchong, au pekoë, au congo, mêlés en proportions différentes, et l'infusion due à ces mélanges donne la plus salutaire et la plus aromatique des boissons. Seulement il faut — chose rare en France — savoir préparer son thé, ce que nous tâcherons d'apprendre lorsque nous connaîtrons mieux les principes qui composent la feuille chinoise.

CHAPITRE X.

Composition chimique du thé. — Thés verts et thés noirs. — Altérations. — Mélanges. — Falsifications. — Moyens de les reconnaître.

Le thé, le cacao et le café se rapprochent dans leur composition chimique par une huile essentielle, aromatique, de même nature, qu'on a nommée théine, théobromine ou caféine, suivant celle des trois substances qui la fournit, et par la grande quantité de principes azotés qu'ils renferment. Les chimistes anglais avaient longtemps cherché à connaître la composition d'une plante aromatique devenue presque aussi populaire dans leur pays que la boisson nationale empruntée au houblon, mais le résultat de leurs investigations était peu satisfaisant, lorsque M. Mulder donna les résultats d'analyses qui, quoique inexactes encore, peuvent cependant être cités avant de mentionner des travaux plus récents et plus complets.

En comparant les deux espèces commerciales, ce savant chimiste trouvait :

	Thé vert.	Thé noir.
Huile essentielle.	0,79	0,60
Matière verte	2,22	1,84
Cire.	0,28	»
Résine.	2,22	3,64
Gomme.	8,56	7,28
Tanin	17,80	12,88
Théine ou caféine	0,43	0,46
Matière extractive.	22,80	21,36
Substance colorante particulière.	23,60	19,19
Albumine	3,00	2,80
Fibres (cellulose)	17,08	28,32
Matières minérales.	5,56	5,24
	100	100

Un fait qui ira se développant lorsque M. Sthenhouse puis M. Péligot s'occuperont des mêmes recherches, c'est la quantité plus grande de principes aromatiques ou assimilables qu'on trouve dans le thé vert, et par conséquent, la nécessité de le faire entrer en certaine proportion dans tous les mélanges.

M. Péligot, suivant une voie qui lui avait été ouverte par quelques chimistes, dont les travaux incomplets avaient précédé les siens, chercha à déterminer — ce qui était en effet fort utile au point de vue pratique, — la quantité de matière soluble contenue par chaque espèce de thé. Pour les thés noirs, les quantités s'échelonnèrent de 45,7 % à 35,2 % et pour les thés verts de 51,9 à 42,2 % résultat, on le voit, très favorable à ces derniers. M. Stenhouse avait trouvé 1,05 de théine dans le hysson et 1,02 dans le thé noir. M. Péligot en trouva 3 dans 100 parties de poudre à canon et 2,92 dans un mélange de thés verts et de thés noirs. Les procédés d'analyse chimiques les plus précis lui permirent de fixer de 30 à 20 % la quantité de matières azotées contenue dans le thé, proportion plus forte que celle contenue dans aucun des végétaux alimentaires. La récolte et la différence des préparations des thés noirs et des thés verts, la présence d'un parfum étranger qu'on trouve presque toujours mêlé à ce dernier, expliquent assez ce résultat, dont les conséquences seront mieux appréciables en étudiant les effets du thé noir et du thé vert sur l'organisme. Il constata en même temps que les thés qui n'avaient pas subi de falsifications ne contenaient point de sels de cuivre ni d'autres matières colorantes étrangères que l'indigo joint à une petite quantité de sulfate de chaux, ce qui a été confirmé par tous les chimistes.

Il arrive souvent que, dans la traversée, l'eau de mer, l'humidité ou la lumière, ont enlevé au thé toutes ses qualités utiles et détruit ses apparences. On cherche alors, à l'aide de certains artifices coupables, à lui rendre, non les qualités, ce serait impossible, mais les apparences perdues. Les sels de cuivre, le bleu de Prusse, mêlés au curcuma, le colorent en vert. Les carbures de fer servent à rendre au pekoë et au thé poudre à canon leur couleur primitive, tandis que la gomme, revêtant d'un enduit les feuilles épuisées par de nombreuses infusions, permettait de les rouler comme neuves et de les faire ainsi servir, au moyen d'une torréfaction légère, un nombre infini de fois.

Parmi les échantillons examinés par la commission sanitaire de Londres, un petit nombre fut trouvé pur. La plus grande quantité était mêlée de thés épuisés, de thés colorés, de poussière de porcelaine et surtout de faux thés préparés en Chine, pour servir, en Angleterre, à la falsification des thés débités à bon marché, et composés en grande partie de feuilles de prunier, de camélias, etc., etc.

En France, nous sommes encore à l'abri de ces sortes de sophistications, le thé étant resté une boisson de luxe ou une infusion médicinale. Le Bohéa et le Tonkaï nous arrivant fort peu, nous risquons seulement de voir entrer dans nos théières quelque cargaison un peu trop éprouvée par les rafales et échappée à la surveillance des conseils d'hygiène et de salubrité publiques. Mais rarement, lorsque nous le prenons chez le petit marchand qui en délivre pour quelques sous, trouvons-nous au thé cette saveur à la fois douce, veloutée et astringente, cet arome amer et suave que nous entendons vanter dans la liqueur chinoise. Le thé a en effet encore plus de susceptibilité délicate que le cacao. Il veut être placé en un endroit à l'abri de l'air et de la lumière, à l'abri surtout de toute émanation étrangère, provenant d'épices, d'aromates ou de ces mille choses sans nom qui s'accumulent dans la boutique d'un épicier-herboriste, et qui bientôt ont complètement altéré, souvent à l'insu du vendeur, l'arome du thé, et l'ont remplacé par une odeur et une saveur hétérogènes.

Un goût exercé a bientôt reconnu et repoussé ces altérations. Si les thés livrés par le marchand contiennent des feuilles étrangères ou épuisées, le peu de matière soluble qu'ils abandonnent, l'amertume qu'ils communiquent à l'infusion au lieu de savoureux aromes, dénoncent leur présence. S'ils contiennent des matières colorantes étrangères, des sels nuisibles, et que le goût ou l'aspect de l'infusion en fasse soupçonner la présence, il faut incinérer les feuilles et traiter le résidu par la méthode ordinaire ; ou mieux, aciduler l'infusion avec quelques gouttes d'acide sulfurique et y plonger une aiguille d'acier suspendue à un fil; elle se recouvrira bientôt d'une couche de cuivre métallique.

Cette falsification par les sels de cuivre est, du reste, plus rare qu'on n'a voulu le dire; un préjugé, né du mode de préparation des thés verts, qu'on a dit torréfiés sur des plaques de cuivre chauffées à blanc, a répandu à tort cette appréhension.

CHAPITRE XI

Propriétés alimentaires, hygiéniques et médicinales du chocolat et du thé. — Leur action sur l'organisme, comparée a celles du café et des aliments ou boissons ordinaires. — Leur influence sur la santé et les mœurs publiques.

Nous ne voulons pas, Dieu nous en garde, faire au milieu de ce livre une thèse scientifique. Nous sommes loin de ces temps où, dans une langue digne des médecins de Molière, on discutait sur « le suc du cacao qui résout puis-
» samment les humeurs, émousse leur acrimonie, et dont
» la graisse, quoique grossière, se divise dans les vis-
» cères, s'y exhale, s'y enflamme et excite le bouillonne-
» ment des liqueurs du corps. » De nombreux volumes de ce style ont été publiés sur les vertus médicinales du thé et du cacao : les uns, les vantant outre mesure, en font des panacées ; d'autres, suppléant au nombre par l'ardeur de l'attaque, leur nient toute propriété bienfaisante et les condamnent comme les plus pernicieuses substances. Qu'ils dorment tous, amis et ennemis, dans la paix profonde de l'oubli, et que jamais le doigt crochu d'un indiscret bibliomane ne secoue la poussière protectrice qui les recouvre.

Nous vivons cependant à une époque où l'art de bien se nourrir est devenu une science qui préoccupe les têtes les plus éminentes. Des observations nombreuses et concluantes recueillies par les hommes les plus compétents, les travaux des physiologistes ont établi la théorie de l'alimentation des hommes sur des bases certaines. On sait, d'après la composition de telle substance, de quelle manière elle est propre à l'entretien de la vie, au développement de nos organes, au maintien de nos forces physiques, et quelle doit être son influence sur les facultés intellectuelles, et mieux que Brillat-Savarin, nous pouvons dire aujourd'hui : « Dites-moi ce que vous mangez, je » vous dirai qui vous êtes. »

Nous profiterons des études récentes faites par les personnages compétents, sur les aliments aromatiques qui nous occupent, pour apprécier leur rôle dans l'alimentation.

Le chocolat pur et bien préparé est, d'après tous les médecins, un des aliments les plus restaurants et les plus salutaires que l'on connaisse. C'est peut-être celui qui, sous le moindre volume, contient le plus de particules nutritives, ce qui fait qu'il s'assimile presque en entier. Ses principes aromatiques stimulent, sans les fatiguer, les estomacs les plus faibles, les plus délicats, et suivant l'expression d'un écrivain que nous nous plaisons à citer, « bon et bien fait, il doit passer dans tout estomac où il » reste un peu de pouvoir digestif. » Il fortifie l'estomac, répare d'une manière très prompte les forces abattues; stomachique, pectoral et de facile digestion, il convient aux tempéraments faibles, aux convalescents, aux vieillards, à ceux qui s'adonnent aux exercices violents, et à tous ceux qui se livrent aux travaux assidus de l'esprit, à l'homme de lettres, au savant, à l'artiste, au voyageur et à l'homme sédentaire.

« Les poumons, dit le docteur Roques, doués d'une » constitution nerveuse sujette à des mouvements spasmo- » diques, s'accommodent parfaitement du chocolat qui les » soutient et les restaure sans laisser la moindre trace d'ir- » ritation dans les organes digestifs. Ce déjeuner réussit » parfaitement à ceux dont les entrailles s'irritent par » l'usage du vin. Il est prescrit avec avantage, ajoute » l'Encyclopédie médicale, comme aliment très restaurant ; » il est très salutaire aux personnes faibles ou épuisées. »

« Le chocolat, écrivait Bud'choz est un excellent re- » mède contre les irritations de la gorge, produites par les » temps humides ou par la suppression de la transpira- » tion. Les phthisiques trouvent souvent dans l'usage du » chocolat bien préparé un aliment médicamenteux qu'ils » s'efforcent en vain de chercher ailleurs. Il a, en outre, » une propriété singulière et bien précieuse, c'est de » donner aux battements du cœur et des artères un dé- » veloppement qui rend le pouls souple et vigoureux, sans » en accélérer les pulsations. »

L'*Encyclopédie* appelle le chocolat le lait des vieillards. Il prolongea les dernières années de Voltaire et l'*Encyclopédie* lui rendit témoignage. « Il y a longtemps qu'on » appelle le chocolat le lait des vieillards : on le regarde » comme très nourrissant et comme très propre à réveiller » les forces languissantes de l'estomac. »

Les organisations épuisées par les excès du plaisir ou les souffrances de la misère, qui s'éteignent dans la langueur, l'atonie ou le défaut d'action des fluides, trouvent en lui une vie nouvelle. C'est l'aliment qui vient le mieux en aide aux remèdes qui combattent la phthisie, le rachitisme, ces deux plaies des grandes populations, et on recommande son usage pour réparer les désordres que laisse dans l'organisme le poison qui atteint la vie dans ses sources les plus intimes.

Loin de produire, comme le café, cette surexcitation fébrile qui donne l'insomnie et qui introduit à la longue un tremblement nerveux, il régularise la circulation sanguine, et donne, comme l'a dit Bud'choz aux battements des artères et du cœur un développement qui rend les pulsations plus amples et plus vigoureuses, sans accélérer leur nombre. L'harmonie rigoureuse qu'il fait naître dans les fonctions organiques produit ce sentiment de calme bien-être qui inspire les idées heureuses et qui fait dire qu'on sent la vie circuler dans les veines. Aussi la médecine le considère-t-elle comme le plus agréable et le plus salutaire des analeptiques, et le prescrit-elle pour éloigner l'hypocondrie et les affections mélancoliques qu'amène trop souvent la surexcitation nerveuse.

Le sucre par lui-même, pris exclusivement comme nourriture, est, comme tous les principes immédiats, impropre à réparer les pertes de l'économie. Associé à d'autres aliments et surtout au cacao, il devient complétement réparateur, et il fournit à l'organisme, au foie surtout, d'une manière directe, la quantité de sucre qu'il devrait se procurer par la transformation d'autres principes; et par sa jonction avec la gomme, l'amidon et la matière grasse que contient le cacao, il constitue un des aliments les plus capables d'entretenir la chaleur animale, toujours si prête à s'éteindre chez les vieillards et si active à consumer le carbone que la nutrition fournit à l'enfant.

Le beurre de cacao aide directement à l'entretien des sécrétions adipeuses ; tandis que les matières azotées fournissent à l'enfant et à l'adulte autant de matériaux que leur force vitale peut en employer. Aussi distingue-t-on, suivant le père Labat, les enfants des planteurs de cacoyères à leur embonpoint plein de santé et à leur vigueur extraordinaire. Au beurre de cacao, ce fruit, dit le *Dictionnaire d'histoire naturelle* par M. Biot, le plus oléagineux et le plus bienfaisant que la terre produise, il faut attribuer la fraîcheur et l'appétissant embonpoint dont le chocolat semble parer la beauté des femmes qui en font leur déjeuner habituel. L'Orient, qui déteste la maigreur comme une des afflictions les plus grandes et une des laideurs les plus repoussantes qui puissent frapper la femme, a depuis longtemps devancé les prescriptions de la science. A cet âge, où la jeune fille est sur le point de perdre la gracilité des formes de l'enfance, pour les contours plus accentués qui doivent embellir la femme, on aide à ce splendide développement en faisant du cacao, et chez les pauvres, des tourteaux oléagineux, la base de la nourriture ; peu de jours suffisent pour que les bracelets qui naguère, couraient librement de la main au coude, creusent une gracieuse fossette dans l'embonpoint d'un bras qui fait mieux ressortir les fines attaches du poignet.

On associe en France presque toujours le chocolat au lait, et on obtient ainsi l'aliment le plus riche et le plus complet qu'on puisse prendre ; celui qui peut aider le mieux une mère à supporter les fatigues de l'allaitement et à communiquer à son enfant l'organisa on vigoureuse qui allant toujours se développant, pourra lutter contre toutes les causes de destruction accumulées sur sa tête. L'arome naturel, et parfois celui qu'on y ajoute, favorisent l'action digestive, fortifient les organes, et sans donner au cerveau la surexcitation maladive que trop souvent lui communique le café, il sait réveiller les vibrations nerveuses que pourrait amortir une nourriture trop substantielle.

Ces qualités toniques et si nutritives du chocolat, communiquent à l'homme une vigueur exubérante, qui, dit-on, donne une trop grande prépondérance aux affections corporelles, au sensualisme. Il est possible que les chocolats à l'ambre qu'on sert au sérail, ceux qui remplissaient la tasse du Régent, ou que préparent les religieuses de Chiappa, possèdent des propriétés excitantes et les exercent d'une manière trop vive dans des climats où la vie coule dans un *far niente* continuel, au milieu d'atmosphères chargées de senteurs voluptueuses, pénétrantes, où l'opium, le latakié, le hachich, tout ce qui donne le rêve et tue l'action, est avidement recherché, où le kief enfin est le suprême bonheur et presque le seul but de la vie. Mais, dans nos pays, rien de pareil n'est à craindre. La civilisation nous a créé une habitude d'activité et des besoins assez grands pour que l'inertie orientale ait pour nous peu d'attraits.

On a craint aussi que le calme qu'il procure ne dégénérât en marasme, et qu'entourant nos nerfs, pour ainsi dire, de substance grasse, il ne nous endormît dans la paresse, et on a cité l'exemple de l'Espagne. L'inquisition et le fatalisme ont sur les peuples les mêmes effets; avec la liberté, ils tuent l'initiative et l'espérance; ils n'ont pas besoin d'une alimentation énervante pour endormir les nations du sommeil de la décrépitude; dans ces magnifiques réveils qu'a su trouver l'Espagnol lorsque les mots de patrie, d'indépendance, de guerre ont frappé ses oreilles, la sauvage énergie qui le fit qualifier d'indomptable, accuse peu le chocolat, et quelle que soit sa sobriété, il n'eût pas conservé sa vigueur et sa beauté à travers ses misères s'il n'eût eu le cacao. Il en est de ces reproches faits au chocolat, comme celui qu'on adresse au thé d'occasionner l'obésité; ils sont la plus énergique affirmation de leur qualité.

Le thé excite l'appétit et a la plus heureuse influence sur la digestion; c'est à son usage que les Anglais et les Chinois doivent de pouvoir absorber, sans inconvénient et sans danger, une grande masse de nourriture, et de s'en assimiler la part la plus considérable: leur robuste embonpoint est l'indice le plus vrai d'une excellente santé et de l'accomplissement facile de toutes les fonctions organiques. Les mandarins ont donc parfaitement raison de lui être reconnaissants et de porter avec majesté une proéminence abdominale qui témoigne si puissamment de l'excellence de leur constitution corporelle.

L'obésité produite par le thé, si tant est qu'il la produise, n'alourdit pas comme celle qu'occasionnent les aliments dont la lente élaboration se traduit par des vapeurs qui obscurcissent le cerveau et matérialisent pour ainsi dire l'intelligence. Les lettrés chinois sont aussi prestes d'esprit que lourds du corps, et ce double effet s'explique, car le thé n'active pas moins les facultés pensantes que les forces digestives; l'excitation du cerveau est le phénomène le plus constant qu'amène l'usage du thé, celui qui résiste le mieux à la force de l'habitude.

Certes, si le thé agissait d'une manière si heureuse sur le développement des tissus adipeux et musculaires, on aurait de la peine à concilier cette action avec la surexcitation nerveuse qu'on l'accuse de produire d'une façon si pernicieuse, et qui en réalité n'est occasionnée, la plupart du temps, que par de fortes infusions de thé vert, sur des tempéraments trop délicats. De l'avis de tous les médecins et de tous les consommateurs, une très grande différence existe entre le thé noir et le thé vert. Celui-ci, nous l'avons dit, possède des principes plus énergiques et parfois trop excitants. Ses effets peuvent se traduire par des bâillements, des palpitations de cœur, des tremblements dans les membres, auxquels succède une faiblesse générale. Mais tous ces symptômes disparaissent vite chez la plupart des personnes douées d'un tempérament un peu robuste: elles s'y habituent facilement et préfèrent toujours le parfum du pekoë, lorsqu'il est mêlé à celui de l'hysson.

L'infusion de thé noir seul, de thé noir mélangé avec du thé vert, convenablement préparé, produit une surexcitation générale qui n'est pas fugitive comme celle qu'occasionnent toutes les boissons chaudes, même l'eau pure, mais durable, capable, dit le docteur Trousseau, de rendre une énergie nouvelle à l'homme affaibli par la diète, par le froid, par la tristesse ; le pouls s'accélère, la force, l'activité succèdent à l'abattement et se continuent durant quelques heures, sans laisser ensuite aucun malaise. Un mouvement fébrile, qui se résout bientôt en une sueur passagère, est le seul inconvénient qui puisse naître de quelques tasses de thé prises en plus de ses besoins.

Le thé, nous l'avons dit, contient, outre l'arome et son principe essentiel la théine, 30 p. 0/0 de parties azotées, quantité plus que suffisante pour faire du thé un aliment réel, et qui expliquerait assez, même sans la substance grasse que contient la feuille, l'usage qu'en font les Chinois comme aliment. Si maintenant au thé ainsi préparé on ajoute une partie fondante, comme les gâteaux et le pain, une partie grasse, comme le lait et le beurre, de plus le sucre, on obtient un aliment infiniment plus riche en parties nutritives assimilables que le meilleur bouillon.

Brillat-Savarin a certes raison de dire qu'un déjeuner composé de thé, de bonne crème, de tartines de beurre accompagnées de filets d'anchois, est un excellent régal.

Le thé est le remède obligé de tous les dérangements gastriques ; la faculté qu'il a d'activer les fonctions digestives, le rend indispensable dans les fatigues d'estomac, les paresses de digestion qui succèdent à certaines maladies qui se manifestent après des excès de table ou des veilles. Pris pendant le repas, il est fort utile aux femmes enceintes, dont les digestions sont difficiles, et rend à l'estomac des vieillards l'énergie qui leur manque. Il rend les plus grands services dans le choléra, la dyssenterie et un grand nombre d'affections graves. Ses qualités stimulantes le rendent précieux dans l'asthme ; c'est le plus agréable et le plus précieux des sudorifiques, et, employé comme tel, il a l'avantage de ne pas causer une débilitation qu'il est souvent urgent d'éviter. Ses propriétés diurétiques sont précieuses contre la gravelle, dans la goutte, etc. Il habitue ceux dont les excès alcooliques ont dilaté l'estomac à une boisson plus salutaire, tout en excitant leur système nerveux trop abattu, dissipant leur tristesse et l'hypocondrie qui les ronge, et réveillant leur goût. Nous nous bornerons à résumer, d'après Trousseau, ses propriétés médicinales, qui ont fait du thé le remède ordinaire de la famille, et qui le rendent la meilleure des boissons hygiéniques.

Le café, dont nous n'avons pu traiter d'une manière spéciale, dispute au chocolat et au thé le premier rang parmi les aliments aromatiques, et il l'occupe dans la consommation publique. Il possède une action nutritive réelle, dégage le cerveau, rend l'esprit net, la pensée abondante, et nous donne par son action nerveuse cette netteté de conception, cette rapidité de décision, cette activité si nécessaire à l'homme civilisé pour lutter dans les épreuves de la vie ; il combat le sommeil et permet le travail, seule arme contre la misère. Mais jusqu'à quel point s'étendra son action, et la large place qu'il occupe dans l'alimentation des peuples ne lui deviendra-t-elle pas funeste en créant, au bout de quelques générations, ces tempéraments nerveux, fébriles, irascibles, maladifs, trop délicats pour vaincre la fatigue, et qui, redoutant l'action, ne chercheront que le rêve? Et, déjà, n'en voit-on pas partout les germes, chez les femmes surtout, pour qui la surexcitation sensuelle que donne le café passe bientôt à l'état de passion irrésistible, de maladie incurable? Quant au café au lait, on sait quel désordre funeste il apporte dans leur santé et combien tous les médecins sont d'accord pour en proscrire l'usage.

On n'a voulu voir, dans la préférence donnée par les différentes nations à un de ces trois éléments, qu'un accident commercial, et on a cherché sa cause dans les possessions coloniales et les relations maritimes de chacun d'eux.

Elle est ailleurs; elle réside dans le climat, le tempérament, le caractère de ses peuples, dans la propriété même de chacune de ces substances. Sans doute, la Compagnie des Indes dut d'abord chercher à approvisionner le marché national, le plus sûr et le plus facile pour elle, et à étendre la consommation d'une denrée dont elle espérait faire sien le monopole. Mais si le thé n'avait pas eu ses propriétés digestives, si surtout il n'avait pas eu la vertu de détruire la plupart des inconvénients qui naissent pour la santé d'un climat pluvieux, humide, et d'un sol bas et marécageux, le goût anglais n'eût pas abandonné le wisky, le gin et la bière pour la liqueur aromatique. Le thé, d'ailleurs, souffre bien plus volontiers que le chocolat ou le café de larges additions alcooliques qui chatouillent si agréablement les fibres sensuelles de John Bull.

L'Espagnol, fier de sa sobre pauvreté, ayant la vigne, et trouvant dans l'eau refroidie par sa cruche poreuse le meilleur des rafraîchissants pour un climat qui n'a encore aucune des ardeurs tropicales et sous un ciel du bleu le plus profond, dut préférer le chocolat qui, avec son arome agréable, sa saveur rafraîchissante, lui offre un aliment d'assez lente digestion, et tient à l'estomac assez longtemps pour faire oublier l'heure éloignée du repas.

La vigne nous donne l'entrain aux grandes choses, la gaîté, l'insouciance du danger et l'oubli du chagrin; fait palpiter plus vite nos veines, lorsque dans les airs passent des mots de liberté, de gloire et de guerre. La vigne fut pour la vieille France le cacao, le café et le thé ; elle peut bien leur faire, en aînée généreuse, place sur la table et dans nos tasses ; mais elle restera, Dieu merci ! malgré l'oïdium, la spéculation et le coulage, la boisson nationale ; un verre plein de la liqueur vermeille réjouira toujours le repas du vieux Gaulois. Mais, prêts à apprécier les bonnes choses, nous avons reconnu, dans le chocolat, le plus agréable, le meilleur et le plus salutaire des déjeuners qu'on peut faire, lorsque l'estomac, encore étourdi des lourdeurs du sommeil et vide depuis longtemps, demande un repas léger, tonique, adoucissant, d'une assimilation facile ; nous l'avons accueilli, et chaque jour sa place grandit dans nos habitudes.

Le café, liqueur intelligente, dissipe, après un repas trop généreux, les vapeurs dont un commencement de digestion, toujours un peu laborieux, alourdit le cerveau, et ranime au dessert la conversation languissante. Il a été le bienvenu en France, et nul dîner n'est complet si le moka servi brûlant dans le sèvres ne le couronne.

Le thé, délicieux arome, donnant l'excitation sans produire le trouble, délicatement savouré par la femme qui craint de tremper à peine ses lèvres dans la coupe où, avec le champagne, scintillait l'ivresse, se mariant aux friands produits du pâtissier et du confiseur, est le complément obligé de nos soirées de conversations, de musique ou de danse. Il devient de plus en plus la boisson des légers repas qui doivent restaurer sans fatigue et sans interrompre le travail de la pensée ou des affaires. Il reste le remède hygiénique préféré des enfants, des vieillards et des femmes.

A chacune de ces trois substances aromatiques, nous avons donc su donner dans notre alimentation la place qui lui appartient. Elles ont beaucoup fait pour notre bien-être, beaucoup pour notre santé ; quelle a été leur influence sur nos mœurs? Lorsque le Levantin ouvrit en France le premier café, la majestueuse solennité du règne de Louis XIV avait dégénéré en ennui, et les soupers du Régent, en amenant tout le débraillé de la débauche, fournissaient un remède pire que le mal. L'ivrognerie était presque de mode; soûl de champagne, un marquis était charmant; rouler sous la table fut fort ordinaire au plus grand seigneur. Le café devint la liqueur des hommes d'intelligence, des hommes d'élite. Le cabaret de la Bouteille-d'Or, où s'étaient assis Racine, Boileau, Lafontaine, où plus d'une fois Chapelle laissa sa raison, fut abandonné. Au sortir de la comédie, Voltaire, Diderot, d'Alembert, Fontenelle, établirent des causeries au café Procope. Rousseau et Franklin passèrent au café de la Régence. La chanson et peut-être la gaîté y perdirent; l'Encyclopédie y gagna. Le couplet coule de la bouteille et le choc des verres rime les gais refrains; mais trop souvent, avec la conversation, il noie la raison et rend la main prompte en obscurcissant la pensée. Pour les gens du monde, le cabaret était tué; nobles, bourgeois et peuple allaient bientôt avoir leurs salons communs, s'ouvrant resplendissants d'or, de velours, de cristaux, de glaces et de lumières sur toutes les rues, sur chaque place, sur tous les boulevards où, comme au Forum romain, se commenterait une nouvelle politique, où l'on discuterait l'œuvre littéraire et la création de l'artiste, où l'on prendrait son repas du matin en feuilletant dix journaux, attendant le rendez-vous d'affaires, recueillant un avis, échangeant une nouvelle. Ces salons, sans doute, ne sont pas toujours parfaits de ton, de tenue, de moralité, et de graves abus naissent à côté des avantages qu'ils amènent. Eh! qu'y a-t-il de parfait sous le soleil? Puis ils sont nés d'hier, comme notre société actuelle. Et maintenant, oserons-nous calculer l'action d'une alimentation aromatique sur le cerveau, action proclamée par tous les physiologistes, frappant même pour le vulgaire, et dire pour combien elle est dans le progrès actuel, et combien elle fera dans la civilisation à venir?

CHAPITRE XII

Comment l'on prend le chocolat et le thé chez tous les peuples, et comment on doit préparer et prendre ces deux boissons alimentaires.

Le cacao se prête bien mieux que le thé aux fantaisies gastronomiques de tous les peuples. Celui-ci entre, il est vrai, dans des préparations culinaires d'excellent goût, mais ce sont là des emplois complétement secondaires; nous ne nous occuperons que du rôle que lui assignent les propriétés alimentaires, médicinales et hygiéniques que nous avons décrites.

Les Mexicains mêlaient, nous l'avons dit, le cacao à des fécules indigènes, l'aromatisaient avec le brûlant chillé et y joignaient parfois le suc de l'agave. Chez les grands, le chocolat était servi dans des écailles de tortue artistement ouvrées. Montézuma le buvait dans des coupes d'or, et le vase qui avait touché ses lèvres était immédiatement brisé; la vaisselle qui avait servi une fois ne devait plus paraître à la table impériale. Sur le plateau que l'esclave nubienne présente au sultan, lorsqu'il s'assied dans le jardin des délices, figure au milieu des sorbets, des confitures musquées, des pâtes ambrées, le chocolat mêlé aux aromes que la science des derviches a reconnu les plus énergiques.

La Chine consomme une grande quantité de chocolat qu'elle reçoit en trochiques. Très érudits dans tous les raffinements du plus voluptueux sensualisme, les mandarins ont apprécié les qualités tonifiantes du cacao ; pour aider son action, ils mêlent dans leur tasse les aromates qu'ils croient les plus propres à réveiller les forces parfois trop languissantes, et ce mélange arrive à leur bouche par boulettes portées par les bâtonnets d'ivoire.

Nous avons vu comment les dames de Chiappa accommodent leur goût pour les chocolats parfumés avec leurs pratiques dévotes ; elles s'en font servir jusque dans les églises. La Russie, qui a hérité, des Grecs du Bas-Empire, des goûts de l'Orient, recherche autant que nos champagnes ces sortes de chocolats peu répandus en France, en Espagne et en Italie.

Le grand seigneur et le mendiant espagnol ont un goût égal pour le chocolat. Ils le prennent sans doute de qualité différente, mais la préparation est la même ; le cacao est trituré sans sucre ; on met sur le feu la quantité d'eau relative au nombre de tasses que l'on veut obtenir ; pendant que l'eau chauffe, on rape le cacao, et l'on délaie la poudre, avec la cannelle et les aromates qu'on désire y introduire, en ayant soin d'humecter le tout avec un peu d'eau et un jaune d'œuf. Quand le mélange est opéré, on le met dans la chocolatière, et l'on verse l'eau bouillante dessus par petites portions, jusqu'à ce que la préparation soit bien divisée. La chocolatière est alors remise sur le feu, et après quelques bouillons, et quand on suppose le chocolat assez cuit, on enlève la mousse qui paraît au-dessus de la liqueur et dont on active la formation à l'aide du moulinet, et l'on verse cette crème dans les tasses jusqu'à ce qu'il ne s'en forme plus; l'on distribue alors aux convives ce qui reste de liqueur bouillante au fond de la chocolatière. Chacun la sucre à son gré. Cette méthode est longue et incommode, mais bien fait, le chocolat est léger, agréable, l'addition des jaunes d'œufs augmente ses qualités nutritives.

Les Italiens exagéraient la torréfaction du cacao, et comme pour ajouter aux qualités excitantes qu'ils cherchent ainsi à lui donner, ils le préparent au rhum, à l'eau-de-vie et en font des crêmes en le mêlant au madère ou à des vins liquoreux. L'alcool toujours prêt à décomposer le cacao, rend ces mélanges peu naturels ; l'addition des vins liquoreux peut aussi bien, d'ailleurs, changer les propriétés du chocolat que les matières médicamenteuses ; c'est à ceux qui aiment ces mixtures à en prévoir et à en apprécier les effets. Plus ordinairement, ils le font dissoudre dans l'eau, y ajoutent des jaunes d'œufs, le placent, quand il est prêt, dans une chocolatière munie d'un moulinet qu'ils agitent vivement, et le versent ensuite dans les tasses. Pris chaud, il forme leur déjeuner et figure froid ou glacé sur la table du souper.

En Angleterre, on prend peu de chocolat, mais on fait avec les coques des boissons fermentées qu'on retrouve en Suisse, en Hollande, en Allemagne. Le chocolat ne saurait suffire seul aux robustes appétits d'outre-Rhin ; on le prend après le repas très léger, aromatisé, très étendu d'eau ou de lait. Cette manière de prendre le chocolat, importée en France par l'invasion étrangère en 1814, nous a fourni, sous le nom de bavaroise, un de nos rafraîchissements les plus salutaires et les plus agréables. La mode qui domine tout l'avait un peu délaissée ; un sage retour la ramène et lui donne avec le chocolat à la glace la préférence que les danseurs lui accordent sur des préparations moins toniques, ce qui les aide à supporter les fatigues de la valse et des dernières importations chorégraphiques.

En France, lorsque le chocolat sort des mains du fabricant, il est déjà l'aliment reconfortant et d'un goût exquis que nous avons décrit. — Le voyageur, l'employé et le soldat qui n'ont ni le loisir ni la possibilité de le préparer, le mangent ainsi, et une petite quantité soutient leurs forces. Croqué sec, il est très salutaire aux tempéraments défaillants, aux estomacs faibles, qui ne digèrent bien que de petites quantités de nourriture souvent répétées ; son usage a suffi pour soutenir les jours et parfois ramener à la santé des personnes qui s'éteignent dans l'étiolement. Les femmes et les enfants n'ont pas de meilleurs moyens de traverser sans tiraillements et sans faiblesses les longs intervalles qui séparent leurs repas.

L'usage le plus général parmi nous est de prendre le chocolat au commencement de la journée, à l'eau ou au lait et peu aromatisé. On a beaucoup discuté sur la préférence à donner au chocolat au lait ou à l'eau ; le goût de chacun, et ses forces digestives doivent trancher la question : si le lait est pur et sain, chose rare à Paris, la préparation sera plus riche en principes alimentaires ; mais l'eau serait préférable si la prétendue crème n'était que le produit morbide ou sophistiqué des trente mille vaches condamnées à la phthisie pour fournir en deux ans, enfermées dans un étroit espace, plus de lait que n'en donnent en cinq les plus riches laitières normandes vaguant en liberté dans leurs gras pâturages.

Pour préparer un bon chocolat, coupez la tablette en plusieurs morceaux, mettez-les au fond d'un bol, et, prenant une petite quantité d'eau ou de lait, versez dessus et faites fondre en le délayant avec une cuillère. Lorsque la dissolution est parfaite, versez dans la chocolatière et remuez. Posez sur le feu, faites bouillir cinq minutes et cuire à très petit feu pendant un quart d'heure. Ainsi préparé, votre chocolat sera excellent. Quand on veut prendre le chocolat très mousseux, on se sert de la chocolatière à moulinet, et on agite vivement ; de la manière de faire mousser (*frullare*), dit un auteur italien, dépend le degré de jouissance que nous devons éprouver.

Mais combien est plus négligé en France l'art de préparer le thé, et quelle révolution et quel progrès si une clause expresse du traité de Pékin stipulait qu'un des habiles professeurs dans le Céleste-Empire, initierait nos jeunes beautés à l'art difficile de faire les honneurs d'une table à thé. Certes, les maîtresses de maison offrent avec tant de grâce la délicate porcelaine pleine de délicieux aromes, que jamais si charmant sourire ne s'épanouit aux lèvres de la Chinoise la plus engageante. Mais pour doser et préparer l'infusion, quel manque de savoir?

En Chine, le vase en bronze dans lequel bout l'eau destinée à être versée sur la feuille odorante, ne sert pas à d'autre usage. Au Japon, tous les vases qui servent à conserver ou à préparer le thé, sont réputés sacrés et se lèguent de génération en génération, comme les lares de la maison. Heureuse la famille qui, présentant la liqueur brûlante dans des tasses fabriquées à Micko, peut le verser d'une théière fondue depuis les premières dynasties; elle ne saurait produire de meilleures ni de plus honorables preuves de noblesse. — Les théières dites de Bocara, auxquelles on a soin de faire subir une longue ébulition et un séjour prolongé dans une infusion de thé; les théières en argent ou celles du métal anglais, sont pour nous les meilleures, ainsi que les boîtes doublées en plomb, les seules qui assurent la conservation du thé, qu'il faut toujours tenir à l'abri de l'humidité, loin de toute substance odorante.

Le congo est en Chine le thé ordinaire des classes moyennes et aisées. Le bohéa sert au peuple et aux ouvriers, plus misérables en Chine que nulle part au monde. Les mandarins et les classes élevées de la société chinoise consomment les premières sortes; le meilleur se prend chez les hanistes, il est formé de feuilles les plus jeunes et les plus minces et du duvet qui les recouvre. Ces thés sont très friables, ils remplissent la théière d'une espèce de poussière qu'on se garde bien de séparer de la liqueur. On la prend au contraire avec elle, comme en Arabie, et dans tout l'Orient on prend la liqueur du moka avec la poudre qui a servi à le faire.

Versé dans ces merveilleuses tasses, qu'un génie semble avoir créées pour faire scintiller la liqueur brûlante, le thé est avalé sans sucre et la tasse soigneusement recouverte de sa soucoupe, pour qu'elle ne refroidisse pas et reste imprégnée du parfum de peckoë jusqu'à ce qu'elle s'emplisse encore. Après les repas, à chaque visite reçue ou rendue, presque à chaque instant de la journée, les Chinois absorbent ainsi une quantité prodigieuse de tasses de thé, d'une force qui nous le ferait repousser comme nuisible. C'est à cet usage que les Chinois doivent la force de digestion qui permet à leur estomac de faire ses délices des mets que toutes nos ressources culinaires ne sauraient rendre assimilables.

Dans les fêtes des ancêtres, le thé sacré préparé d'une manière spéciale, est offert, suivant le rite, sur l'autel domestique. Les Chinois mettent le plus grand soin au choix de l'eau qu'ils prennent, la plus pure et la plus claire. L'eau de neige et celle de certaines sources sont renommées. Les eaux qui contiennent des sels ou des substances étrangères peuvent dénaturer le thé et s'emparent plus difficilement de ses parties solubles. Aussi prescrivent-ils de la laisser bouillir un certain temps pour que l'ébullition la rende plus douce.

Les Russes, à l'estomac desquels le thé rend la chaleur perdue dans les longues steppes glacées, mettent à la préparation de leur infusion la plus grande attention ; pour qu'elle soit plus bouillante, ils font tomber dans la théière l'eau du somavar, espèce de bouilloire pourvue, à l'intérieur d'un réchaud dans lequel on entretient des charbons ardents. Une bouilloire ordinaire et une lampe à l'esprit-de-vin peuvent chez nous produire les mêmes effets. Leur mélange se forme avec raison de plusieurs sortes de thés noirs, pris en quantité proportionnelle d'après leurs aromes. En Angleterre, la plus grande partie de la population consomme le souchong et le congo, souvent réduits en poudre pour obtenir plus de force à l'infusion.

En France, on joint au thé noir une certaine quantité

de thé vert, un cinquième, et à cause de ses qualités aromatiques on fait entrer le peckoë dans tout bon mélange.

Après avoir échauffé la bouilloire avec un peu d'eau bouillante, on met deux grammes de thé ou environ une cuillerée à café pour chaque tasse qu'on veut obtenir. On verse en trois fois l'eau bien bouillante, et on laisse infuser cinq minutes, temps nécessaire pour que les différentes espèces de thé employées puissent bien dérouler leurs feuilles et abandonner leurs principes.

Si l'on veut servir plusieurs tasses de thé consécutivement, on vide la théière à moitié et on remplace la liqueur enlevée par d'autre eau bouillante qui a le temps d'enlever aux feuilles tous leurs aromes pendant qu'on déguste les premières tasses. Le vase dans lequel bout l'eau doit être exclusivement consacré à cet usage, et la même minutieuse propreté dont les Chinois entourent tout ce qui concerne la préparation de leur boisson favorite, doit être pratiquée en France.

Ainsi préparé, le thé est d'une belle couleur brun doré, d'une saveur à la fois douce et astringente, d'un goût plein et agréable. — En France et en Angleterre, on l'adoucit avec du sucre, et lorsqu'il sert de déjeuner on y ajoute assez souvent une certaine quantité de lait ; c'est alors un aliment des plus nutritifs. Les additions de rhum, de kirsch, d'eau-de-vie, modifient les propriétés du thé et le rendent plus agréable à certains goûts.

UN DERNIER MOT

SUR

Le commerce du chocolat et du thé. — Ce qu'il a été. — Ce qu'il est. — Ce que l'a fait la Compagnie Française.

Si, en écrivant ce livre, nous avions prévu que nous serions forcé de nous engager sur le terrain brûlant que nous allons aborder, peut-être eussions-nous renoncé à le publier. Nous pensions écrire bénignement le mot *fin* après la dernière ligne du chapitre précédent, espérant bien que le public nous compterait comme œuvre méritoire les quelques critiques générales et adoucies que nous avons fulminées contre la routine, la fraude et la sophistication, et déjà le tirage des dernières feuilles nous marquait le moment désiré qui nous permettrait de revenir pour jamais à notre fabrique et à nos affaires; lorsque e bruissement des journaux autour de cette question du chocolat, qui nous a faits écrivains d'occasion, est venu nous arracher à notre quiétude. Si donc ces quelques pages sont devenues le complément indispensable de cet ouvrage modeste, qu'on nous les pardonne. Nous n'avions touché qu'avec réserve la question de qualités et de prix ; nous nous étions borné à signaler comme une imprudence la recherche d'un bon marché exagéré, mais les journaux traitent avec tant d'insistance et d'éclat ces points si délicats pour des industriels, que nous ne saurions, en présence de ces longs articles partout répétés, l'éluder même en partie, nous devons l'aborder de face.

Pour nous, les questions du prix et des qualités se confondent ; les unes ne peuvent être qu'en raison de l'autre. La baisse pompeusement annoncée par plusieurs fabricants, qui ont su habilement saisir l'occasion du dégrèvement pour faire du bruit autour de leur désintéressement, serait, dans les circonstances commerciales actuelles, la plus grande et la plus impardonnable des imprudences, si elle était aussi radicalement vraie qu'on veut bien le proclamer. Nous ne sommes pas plus de l'avis de ceux qui prétendent qu'au-dessous d'un prix moyen fort élevé, il est impossible de livrer au consommateur du bon chocolat. Ces deux exagérations extrêmes, que la crise actuelle met en présence, existaient bien avant le décret du dégrèvement, elles tiennent à la manière même dont est organisé le commerce du chocolat. C'est cette organisation qu'il faut étudier, pour découvrir les moyens certains d'arriver rapidement à la plus grande baisse de prix possible, sans qu'on atteigne le bon marché aux dépens de la qualité.

Sous l'ancien régime, tout étant réglé d'après le bon plaisir du souverain, le consommateur n'avait qu'à accepter le produit au prix marqué par le tarif royal, et le fabricant privilégié devait marcher sans dévier dans la voie qui lui était marquée, d'autant plus certain d'arriver à la fortune sans être gêné par la concurrence, que l'État ou plutôt le roi — alors c'était tout un — prélevait la part la plus claire dans les bénéfices. Ce fut en 1660 que des lettres patentes furent délivrées pour la première fois au sieur Challon, lui octroyant la permission «de faire et vendre privativement la composition dite *chocolat.*» En 1692, Louis XIV, «plein de sollicitude pour ses sujets qui, la plupart, jugeaient l'usage du thé et du chocolat utile à leur santé, dit le décret royal, et voulant tirer pour ses aides un profit raisonnable de cette consommation,» déclara n'avoir pas trouvé de moyen plus convenable et moins à charge à ses bien-aimés sujets, que d'accorder à une seule personne la faculté de vendre et de débiter du thé, du chocolat et du café à des prix qui ne devaient pas dépasser pour le café en grains, 4 liv. la livre; le thé de première qualité, 100 l.; le chocolat, 6 liv. et le cacao, 4 liv. La *prise* ou la tasse de chocolat chez un débitant ne pouvait coûter plus de 8 sous.

Un nouvel édit révoqua, l'année suivante, en mai 1693, le privilége accordé à un sieur Dumaine, bourgeois de Paris, pour la vente du chocolat, et laissa libre le commerce du cacao, la fabrication et le débit du chocolat; en imposant au cacao un droit de 15 sous par livre, en plus des anciens droits. Une ordonnance du mois de mars de la même année créait la communauté des limonadiers, sans limiter le nombre de ses membres. Sous ce régime de la liberté, la consommation du thé et du chocolat se développa rapidement, partout s'ouvraient de nouveaux établissements où l'on trouvait toujours tout préparé le café, le thé et le chocolat. Le *café*, comme lieu de réunion, commençait à naître. Ces allures de liberté n'allaient pas avec le régime de l'époque; un arrêt de 1704 supprima purement et simplement la communauté et les corporations de limonadiers et marchands de liqueurs établies à Paris et en province, fit fermer leurs boutiques, et créa pour Paris 150 priviléges héréditaires, et pour les villes de provinces un nombre proportionné, qui furent vendus aux individus qui voulurent ouvrir des établissements de limonadiers.

Ce système resta en vigueur jusqu'en 1790, et l'habitude de regarder le cacao comme une denrée de luxe fit maintenir jusqu'à ces derniers temps les taxes énormes qui grevaient son entrée. Les droits qu'il payait avant le dégrèvement étaient en moyenne de 66 par 100 kilogrammes, droits énormes, qui entravaient de la manière la plus onéreuse, le développement de l'industrie chocolatière.

Aussi, lorsque le dégrèvement des denrées de grande consommation et la réforme de notre système douanier furent proclamés d'une manière si heureuse et si inespérée, nous applaudîmes de tout cœur, non-seulement parce que la généreuse initiative de l'empereur ouvrait au pays une ère nouvelle de prospérité et de bien-être, mais encore parce que, désormais libre de toute entrave, l'industrie chocolatière pourrait s'élancer vers le progrès. Nous comptions sans la spéculation avide et mal entendue, qui aurait fait naître la crise la plus dangereuse pour l'industrie chocolatière, si une sage et prévoyante réserve n'avait retenu la plupart des fabricants.

Lorsque la liberté, en 1790, et la fin des guerres de l'Empire eurent donné tout son essor à l'industrie chocolatière, une salutaire concurrence et surtout le perfectionnement des procédés de fabrication amenèrent rapidement la baisse normale des prix du chocolat. Mais lorsque la fabrication, se concentrant dans de grandes et puissantes usines, le rouleau du débitant ne put plus lutter avec elle, la concurrence naquit vite, effrénée et créa la méthode de vente la plus désastreuse.

L'usine ne produisit plus directement pour le consommateur, mais bien pour le débitant intermédiaire, auquel elle fit sur le prix nominal du chocolat une remise, qui ne fut jamais moindre de 30 pour 0/0. On créa de plus le système si funeste des dépôts et des ventes à longs termes, et ce fut par l'exagération de ces moyens, que la concurrence chercha à augmenter le nombre de ses clients. Les remises furent de plus en plus fortes ; les délais accordés de plus en plus longs, les dépôts qui font courir tant de risques au commerce, et ne permettent jamais à sa caisse de compter sur des rentrées certaines, furent multipliés. L'intermédiaire, profitant habilement de cet état de choses, accepta des chocolats de toute main, soit comme dépôts, soit comme vente à long terme, et fit payer par des escomptes énormes les achats au comptant, et les règlements à échéance commerciale.

Entre le fabricant et le débitant, d'autres intermédiaires se créèrent. Chaque ville secondaire qui n'eut pas une fabrique de chocolat vit s'établir un dépositaire général qui préleva aussi une ample remise sur les ventes qu'il fit au débitant, sans que les avantages faits à celui-ci fussent en rien diminués ; bien loin de là, le dépositaire général pesait toujours sur le fabricant pour qu'il lui donnât, par une augmentation des avantages offerts, la possibilité d'accroître la vente et de combattre la concurrence. Le fabricant arrivait ainsi aux dernières limites des concessions qu'il pouvait faire, et il n'avait plus en face de lui que la ruine, ou la sophistication, l'amoindrissement de la qualité.

Dans ce déplorable système, tous les frais retombent sur la marchandise, plus elle change de mains, plus elle est indubitablement grevée; le fabricant et le consommateur doivent supporter ses frais, à moins que ce ne soit la marchandise elle-même, et qu'elle ne soit rognée ou falsifiée. Dans ce cas, le consommateur paye d'abord, mais toute marchandise falsifiée étant vite dépréciée, la peine de la fraude retombe vite sur le producteur; quant à l'intermédiaire, il encaisse les bénéfices et se lave les mains de toute participation à l'empoisonnement de l'un et à la ruine de l'autre.

Pour échapper à cette terrible responsabilité de la falsification, un moyen ingénieux fut trouvé : les chocolats sans nom; le dépositaire ou le commissionnaire donnent au fabricant commission de faire un chocolat d'après tel mélange à un prix convenu. Celui-ci le lui livre sans nom et sous une étiquette de fantaisie, et le débitant le vend le prix qui lui convient. Nous avons dit ce qu'il fallait penser de tous ces chocolats dont la signature du fabricant ne garantit pas la composition.

Depuis longtemps notre maison déplorait cet état de choses qui allait tous les jours grandissant, et cherchait une combinaison possible d'y remédier; ce furent ce désir et cette pensée qui présidèrent à l'organisation nouvelle donnée à la **Compagnie française**, fondée dès 1770, et inspirèrent ses statuts de 1853. Elle ne vit que dans l'association, — principe si fécond lorsqu'il est sagement appliqué à une exploitation industrielle, — un moyen assez puissant pour échapper à la pente fatale dans laquelle glissait l'industrie chocolatière. En créant un capital assez considérable pour opérer sans subir les dures conditions du négoce; elle devint propriétaire de ses usines et y fit fonctionner les appareils perfectionnés qu'elle seule possédait. Des planteurs du Caracas et du Para, ses anciens correspondants, devinrent les principaux actionnaires, la maison maritime qui, depuis longues années trafiquait pour elle avec la Chine, devint son associée, et elle créa des actions spéciales réservées aux débitants qui voudraient se fournir de ses thés et de ses chocolats. Son idée fut promptement comprise. Au bout de quelques mois, elle comptait quinze cents associés disséminés dans toutes les villes de France, qui, supprimant ainsi tout intermédiaire entre elle et le consommateur, ne faisaient peser ni sur l'un ni sur l'autre aucuns frais inutiles.

Ainsi organisée, la qualité de ses chocolats fut, à prix égal, son seul moyen de concurrence. Elle les améliora toujours, et le dégrèvement lui permettant d'y apporter un dernier perfectionnement comme qualité, de l'aveu de tous les dégustateurs, ses chocolats de 2 fr. sont aujourd'hui préférables à ceux annoncés à 2 fr. 50 cent.

Certes, la Compagnie française n'est pas ennemie de la baisse, elle la désire; mais elle trouve celle qu'on a annoncée illusoire et prématurée. La hausse constante du cacao prouve assez combien elle serait imprudente si le fabricant l'avait accomplie aussi radicale qu'il l'annonce; quant à sa réalité, la qualité facilement comparable des chocolats est là pour la démentir.

Elle ne peut non plus admettre qu'au-dessous d'un certain prix toute bonne fabrication soit impossible; celui qu'ont fixé les articles des journaux qui nous forcent à entrer dans ces détails est exagéré et ne souffre l'examen d'aucun homme compétent. Nous ne voulons pas, et on comprendra notre retenue, le discuter ici; nous croyons que ceux qui l'annoncent sont sincères dans les motifs qu'ils font valoir pour le soutenir, mais nous croyons aussi que, s'ils ne peuvent produire à qualité égale à des prix plus bas, cela tient uniquement à leur mauvaise organisation commerciale, aux errements auxquels ils n'ont pas eu la puissance d'échapper.

L'industrie doit poursuivre deux buts, la qualité d'abord, le bon marché ensuite; en sacrifiant ce dernier, on peut toujours atteindre le premier; mais alors ce n'est pas un progrès réel, du moins les principes qu'appliquent les jurys des expositions ne le regardent pas comme tel, aussi leurs récompenses n'ont-elles jamais atteint ceux qui ne trouvent le moyen de bien faire qu'en faisant trop payer leurs efforts au consommateur.

TABLE

PARIS. — IMPRIMERIE DE DUBUISSON ET Cᵉ, RUE COQ-HÉRON, 5.

Paris. — Impr. de Dubuisson et Ce, rue Coq-Héron, 5. 2408

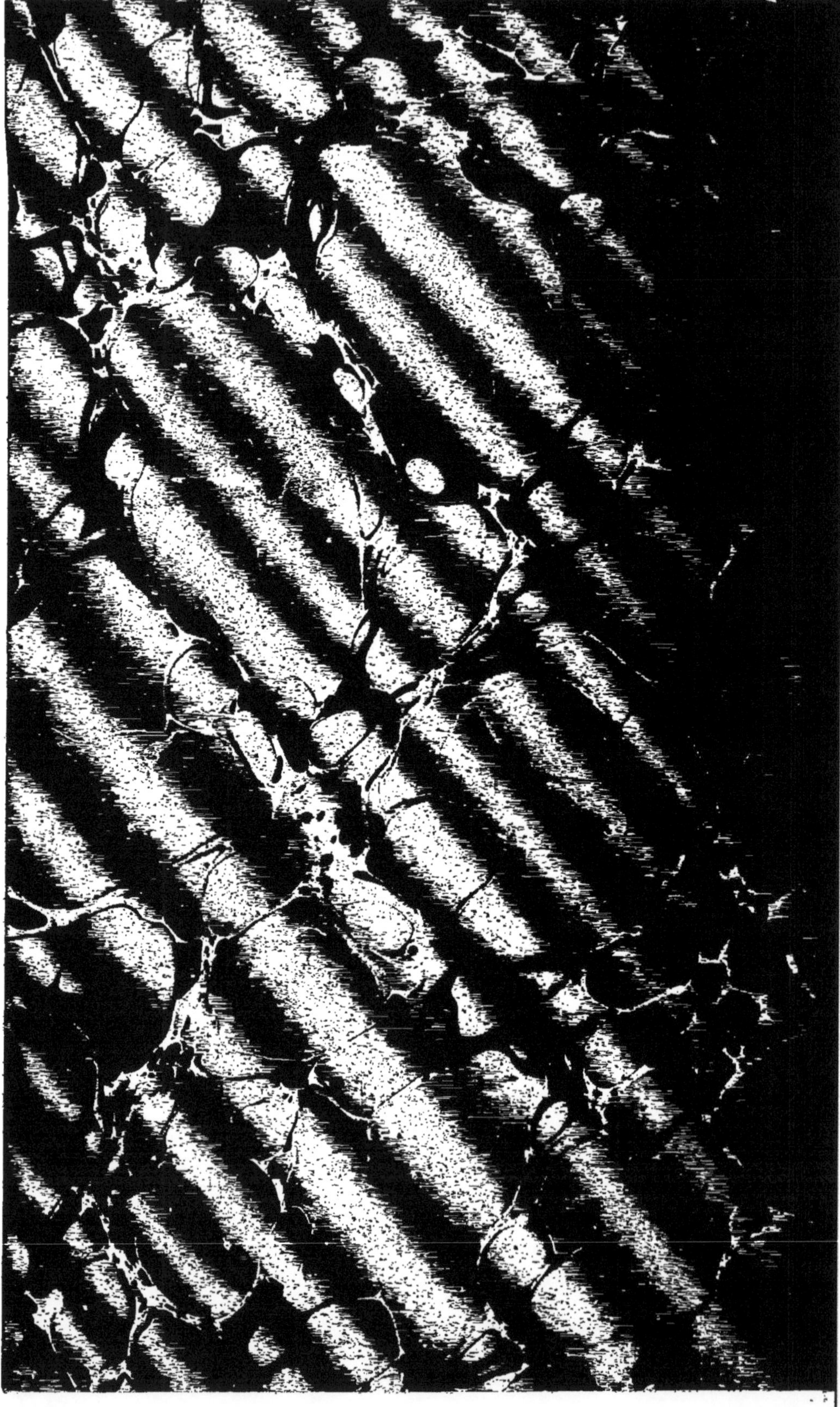

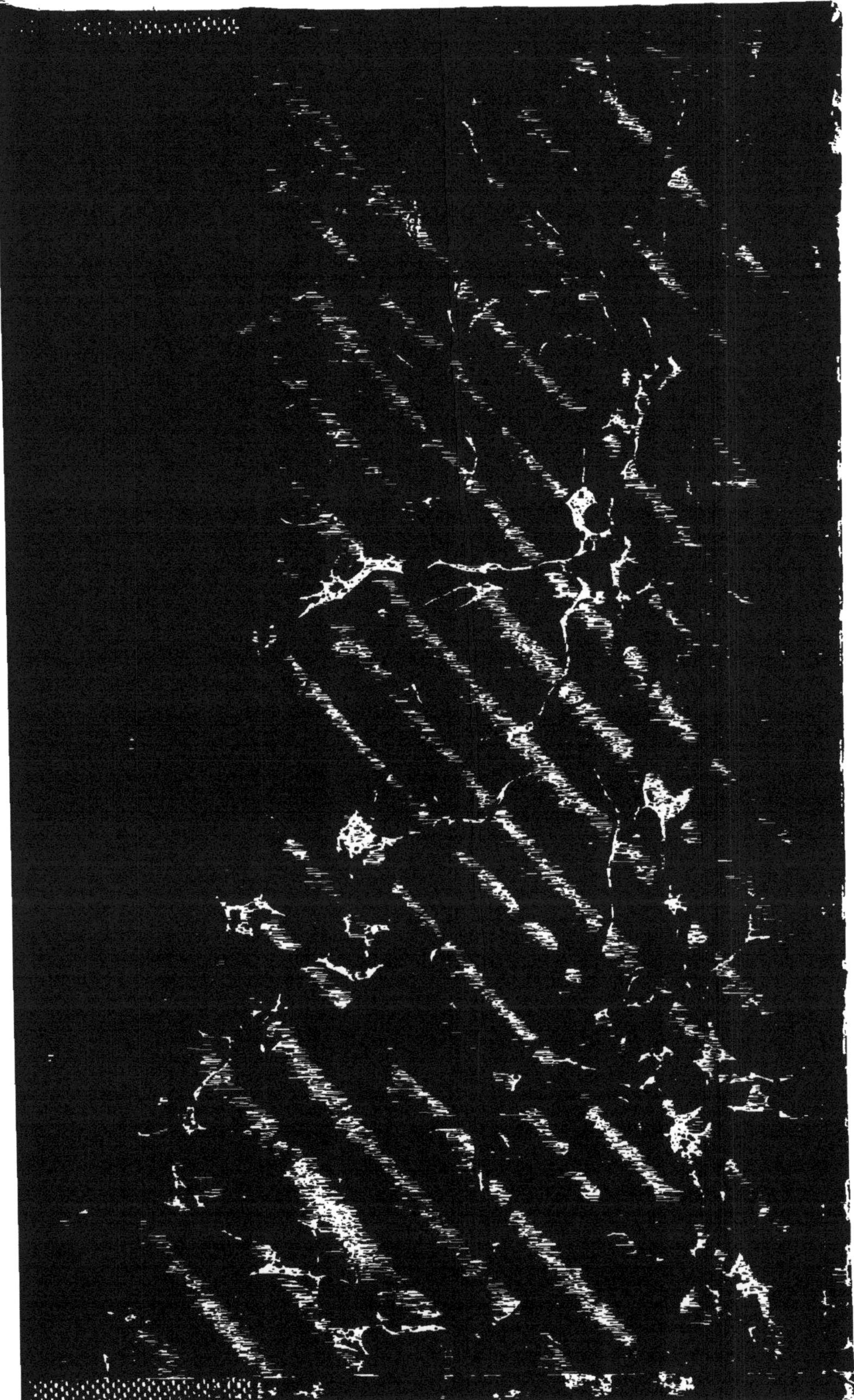

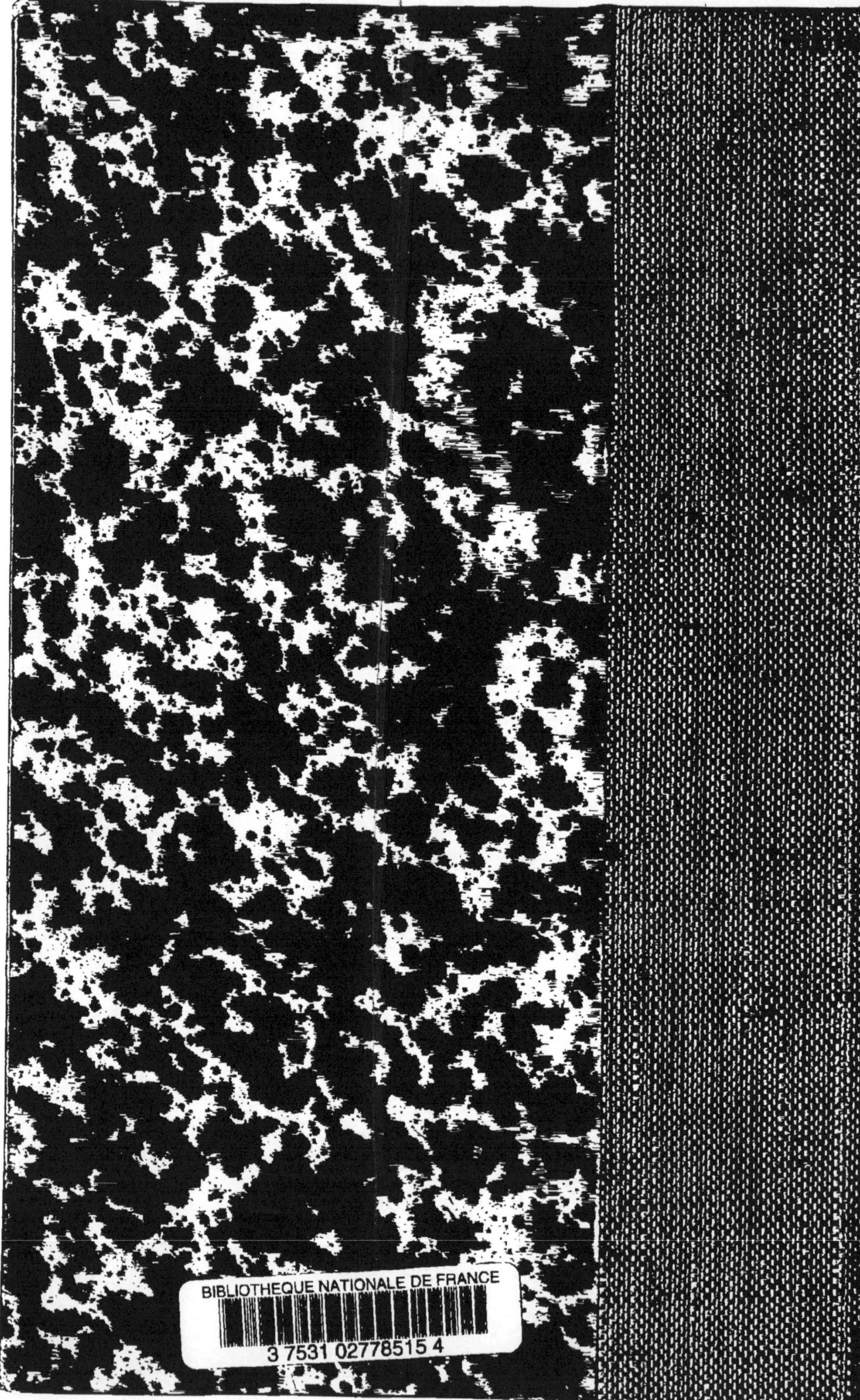

BIBLIOTHEQUE NATIONALE DE FRANCE
3 7531 02778515 4

www.ingramcontent.com/pod-product-compliance
Ingram Content Group UK Ltd.
Pitfield, Milton Keynes, MK11 3LW, UK
UKHW021048230726
13926UKWH00004B/1718

9 782013 617512